尽善尽美  弗求弗迪

想睡就睡

脳が最高に冴える快眠法

［日］茂木健一郎 著
宋刚 译

电子工业出版社
Publishing House of Electronics Industry
北京·BEIJING

NOU GA SAIKOU NI SAERU KAIMINHO by KENICHIRO MOGI
Copyright © 2017 KENICHIRO MOGI
Original Japanese edition published by KAWADE SHOBO SHINSHA Ltd.
Publishers. All rights reserved.
Chinese (in Simplified character only) translation copyright © 2022 by
Publishing House of Electronics Industry Co., Ltd.
Chinese (in Simplified character only) translation rights arranged with
KAWADE SHOBO SHINSHA Ltd. Publishers through Bardon-Chinese Media
Agency, Taipei.

本书简体中文版专有翻译出版权由KAWADE SHOBO SHINSHA Ltd. Publishers通过Bardon-Chinese Media Agency授予电子工业出版社。未经许可，不得以任何手段和形式复制或抄袭本书内容。版权所有，侵权必究。

版权贸易合同登记号 图字：01-2021-4005

图书在版编目（CIP）数据

想睡就睡 /（日）茂木健一郎著；宋刚译. —北京：电子工业出版社，2022.1
ISBN 978-7-121-42445-8

Ⅰ.①想… Ⅱ.①茂… ②宋… Ⅲ.①睡眠-文集 Ⅳ.①R338.63-53

中国版本图书馆CIP数据核字（2021）第244543号

责任编辑：王小聪
印　　刷：三河市兴达印务有限公司
装　　订：三河市兴达印务有限公司
出版发行：电子工业出版社
　　　　　北京市海淀区万寿路173信箱　　邮编：100036
开　　本：880×1230　1/32　印张：6.625　字数：83千字
版　　次：2022年1月第1版
印　　次：2022年1月第1次印刷
定　　价：49.80元

凡所购买电子工业出版社图书有缺损问题，请向购买书店调换。若书店售缺，请与本社发行部联系，联系及邮购电话：（010）88254888，88258888。

质量投诉请发邮件至zlts@phei.com.cn，盗版侵权举报请发邮件至dbqq@phei.com.cn。

本书咨询联系方式：（010）57565890，meidipub@phei.com.cn。

前　言

只有熟睡，
　　才能提高大脑的工作效率！

只有熟睡，才能提高大脑的工作效率！

大家每天晚上睡得怎么样？

其实不用我说，各位都心知肚明，保证充足的睡眠对于保持身心健康和提高工作效率都是很重要的。但是，那些每天都过得异常忙碌的上班族，有多少人能保证自己的睡眠充足呢？

纵观世界各国人们每日的睡眠时间（如下图所示），可以说日本人的睡眠时间比许多发达国家的人都要短，真可谓是"睡眠落后国"。不仅如此，某项

想睡就睡

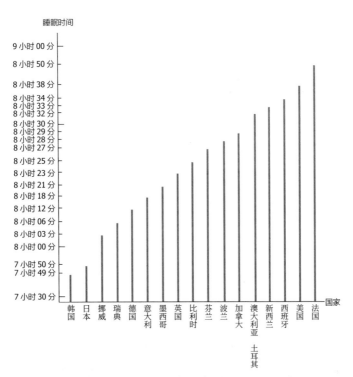

世界各国人们每日的睡眠时间①

---

① 经济合作与发展组织2009年发布的《社会概览》。资料来源：秘书处根据国家对多国时间使用调查（2006年可获得的数据）做出的估计。

前言

针对日本大众社会意志的调查显示,大约80%的日本人"渴望拥有高质量的睡眠"。

不过话又说回来,即使人们想睡个好觉,由于每天都过着被时间追赶的快节奏生活,所以随处可以听到"睡眠不足导致自己整天迷迷糊糊,工作毫无进展""明明睡了很久却还是精神恍惚""躺在床上也睡不着"这样的声音。作为一个脑科学家,我在这里想尽可能地说明一下睡眠的重要性。

大脑与睡眠之间关系密切

关于大脑与睡眠之间的关系,现阶段还有很多谜题。但是,最近在脑科学研究中,各种谜题正在被逐步解开。

直到20世纪初,睡眠时间一直都被认为是"休

想睡就睡

息的时间",基于这种想法,人们对睡眠的定义更倾向于是大脑停止活动,让身体进行休息。因此,人们对于睡眠时间的定义就是无法工作和学习的"无用时间"。

能够印证这一点的最著名的事例来自那位伟大的拿破仑一世。据说,他每天的睡眠时间只有3小时,除此之外的时间他都忙于工作和学习,所以他的逸事广为流传。

在这些故事背后,都有着"既然睡眠没有用,那么怎样才能在短时间内解决睡眠问题"或者"怎样通过短时间的睡眠迅速消除疲劳"这样的想法。

但如今,脑科学研究不断发展,已经证明即使在睡眠中大脑也在积极活动。研究表明,睡眠时间不是无用时间,大脑在人睡眠的某些时间段中甚至比白天人清醒的时候还要活跃,并以一种与人清醒时不同的

前　言

模式进行工作。

大脑这一部位比我们想象中的要能干得多，它不是为了休息而睡眠，而是为了发挥不同于白天的功能而进行睡眠这一活动，以便"换班"。换句话说，请大家明白一点，睡眠时间对于大脑来说是活跃的时间。

虽然我们很容易认为，睡觉时大脑也在休息，但实际上，大脑正在充分利用睡眠时间来巩固记忆和整理思路。因此，如果不能保证充足的睡眠，那么大脑整理当天所积累的信息的能力就会下降，导致大脑无法正常运转。

也就是说，如果你总以"太忙了"为借口过度压榨睡眠时间的话，就会影响你第二天的工作效率。希望那些经常加班且睡眠不足的上班族牢记这一点，睡眠对于大脑来说是一种积极的活动，所以一定要好好睡觉。

想睡就睡

只有熟睡,才能提高大脑的工作效率。

首先,我希望大家明白这样一件事。

正确理解睡眠这一活动,可以使我们的大脑保持清醒,使我们的生活变得更加健康、舒适。所以对我而言,无论自己有多忙,我都会保证充足的睡眠时间。

除此之外,适度的假寐也能够帮助我们抵挡白天袭来的"睡意",让大脑恢复活力,一整天都能保持注意力高度集中,从而高效地完成工作。

本书中,我将从一名脑科学家的角度,运用科学知识来解释许多令人不解的睡眠机制,并介绍一些非常实用的睡眠方法和高效的假寐方法等内容。

从今天开始,通过掌握睡眠方法来丰富自己的人生吧!

序　言

大脑与睡眠的
　　关系令人意外

睡眠时间与工作效率成正比

大家听说过"睡眠力"这个词吗？所谓的睡眠力，顾名思义，就是指睡眠所需要的能力。

我从事脑科学研究已经 20 多年了，其实早在研究脑科学之前，我就开始在睡眠力方面采取了一些行动。现在回过头来想想，发现我当时做的一些事情从脑科学的角度来看也是合理的。

想睡就睡

我本人从来没有过"为了做某件事不惜减少睡眠时间"这种想法。这里"某件事"的其中之一就是复习考试。

关于复习考试,当时我听过一个词叫"四当五落",意思是说,如果每天拼命学习,一天只睡4小时的话就能考好;而贪图睡5小时以上的人就考不好。总之,就是如果不压缩睡眠时间来复习的话,成绩就不能及格。但是我本人直到临考试前也还是保持着一天7小时左右的睡眠时间,而且考试也没有失败过。原因就是我意识到,保证充足的睡眠可以使大脑灵活运转,学习效率也会更高。意识到睡眠的重要性后,我就一直将这样的想法付诸实践。

那么,对于如今的上班族来说,情况又是怎样的呢?

难道每天努力工作,只睡4小时的人就能成功,

序　言

而睡 5 小时以上的人真的就无法获得成功吗？

不，并不是这样的！

确实，我们有时为了完成工作不得不减少睡眠时间，但是如果考虑到睡眠时间与工作效率的关系，即使每个人的情况稍有不同，但总体来说，最少也要保证 6~7 小时的睡眠时间，这样不仅有利于大脑高速运转和使人保持精力充沛，也会使人的工作热情更加高涨。

另外，虽然通过减少睡眠时间来工作这种方法的确能处理更多事务，但人自身的处理能力和创造性就会有所下降。而且更重要的是，由于大脑和身体的疲劳感不断积累，人的精力（工作动力）也会不断流失。

2002 年诺贝尔经济学奖获得者丹尼尔·卡尼曼（Daniel Kahneman）有一项关于睡眠时间和白天所感受到的疲劳度的研究。

想睡就睡

他的研究表明,缩短睡眠时间会使疲劳度明显上升。

换句话说,睡眠时间和白天的工作效率完全是成正比的。科学研究已经证明,保证适度睡眠的人,他的工作效率会随之提高;而睡眠不足的人,其工作效率会随之下降。

睡眠时间过长或过短都会导致大脑老化

首先,我想问大家一个问题:"我们为什么要睡觉呢?"

"因为一到晚上人就会感到疲劳。"

"为了保持身体健康。"

"为了让大脑和身体充分休息。"

这些说法确实有一定的道理。

序 言

但是,诸多上班族中应该也有人会有下面这种想法吧?

"为了以最佳的状态应对每天的工作。"

也就是说,不管是工作还是学习,为了能够以最佳的状态应对,并做出成绩,许多人都很重视睡眠。

睡眠对于我们的生活来说是必不可少的。但需要注意的是,如果我们掌握不好睡眠时间,那么很有可能会导致大脑老化。

伦敦大学学院的科学家们历时 5 年进行了一项研究,他们以 5000 多人为对象展开实验,证明了睡眠时间的变化会给人的认知功能带来不同的影响,最多可以让大脑衰老 7 岁之多,因此我们再次强调适度睡眠的重要性。

这项研究成果中最有意思的一点是:根据相关数据显示,遵循脑科学界所推崇的 6~7 小时睡眠时间的

想睡就睡

人,在所有测试中都取得了高分。

我偶尔也会被问到"您每天大概睡几小时"这种问题,我认为这个问题的关键不在于"睡几小时",而在于我清晰地意识到"自己需要几小时的睡眠,才能在工作中发挥出最佳水平"。好像有很多人认为"睡够8小时最好",但这一点没有任何科学依据。

那么,对于人的大脑来说,到底一天睡几小时最好呢?

很遗憾,脑科学界关于这个问题的结论是:不存在适用于所有人的理想的睡眠时间。也就是说,理想的睡眠时间因人而异。而且,睡眠时间的个体差异也很明显。

每个人所需的睡眠时间受遗传基因、年龄、职业、白天的活动量,甚至当天的身体状况等各种因素的影响。换句话说,对于别人来说的最佳睡眠时间并不一

序 言

定适用于你。

所以,我们要规划好自己的日程,确保每天拥有 6~7 小时的睡眠时间,努力保持有规律的生活。**总之,明确自己理想的睡眠时间**是提高睡眠力的第一步。

如果你仗着自己还年轻,总是过度消耗精力和体力的话,不仅会使你的大脑过热,无法正常运转,而且可能导致你的自主神经紊乱,从而患上失眠症。

为了每天都能以最佳的状态投入工作,你应该定时休息,让夜晚的睡眠给予大脑和身体充分的休整,这一点很重要。

睡眠不足会给大脑带来哪些影响

我们每个人的生活习惯是不同的。

想睡就睡

虽然 8 小时睡眠时间的说法没有科学依据，但的确有些人每天不睡够 8 小时就无法进入工作状态，不过也有一些人即使睡很短的时间也可以正常工作。我们不能否认，不管是睡眠时间长还是睡眠时间短，都能毫无障碍地集中注意力去工作的人确实存在。

但是，这里需要注意一点，当我们自己觉得没有问题的时候，很有可能已经给大脑和身体增加了很多负担。有时我们会错误地认为睡眠时间短的生活等于充实的生活，实际上，这样的生活会导致我们体内的激素水平失调，甚至会使我们患上一些意想不到的疾病。

另外，长期睡眠不足还会影响大脑的饱食中枢，导致人们无论怎么吃都不会有饱腹感，最终有可能患上肥胖病。

从脑科学家的角度来说，我是非常不推荐大家拥有长期持续睡眠不足的生活的。原因就是**长期的睡眠**

序　言

不足会使大脑的疲劳状态无法恢复，大脑的功能也会因此受到影响，从而导致注意力和记忆力下降。

我们的大脑会在睡眠中巩固白天所做的事情或接收到的信息，使其保存在记忆中。如果睡眠不足的话，即使拼命去记忆某些事，也会很快就忘掉，而不会长期保存在记忆中。不仅如此，睡眠不足还会导致人的压力值升高，所以睡眠不足的人总是感到烦躁焦虑，沉不下心且注意力涣散。

除此之外，长期睡眠不足也会让我们更有可能陷入抑郁状态。这里，我想请大家注意一件事，那就是做事认真的人尤其容易睡眠不足。

在大家的印象中，"日本人都很勤奋且认真"，可以说越是对工作负责的人就越经常加班，也就越容易睡眠不足。此外，一做起事来就废寝忘食的人，也容易睡眠不足。

想睡就睡

不得不说,就算你明明知道因工作太忙而导致睡眠不足,但只要你还在做着这件事,就会不自觉地勉强自己一直做下去。但我希望大家能记住,越是在工作太忙没时间睡觉的时候,越应该保证合理的睡眠时间,以便使大脑和身体得到一定程度的休息。

让大脑的"生物钟"助你一臂之力

若是因为睡眠不足而把身体弄垮了,就需要请假休息,更别提什么工作效率了,到头来只会给更多人添麻烦。

其实越是能干的员工,就越重视睡眠,因为他们懂得通过充足的睡眠来消除疲劳,以便第二天以良好的状态投入工作,这样更有利于提高工作效率。而要想拥有这样的生活节奏其实并不难,每个人都可以做到。

序 言

这是因为我们每个人的身体都有一个叫作"生物钟"的功能,它具有一定的周期性。

一般来说,生物钟遵循"约24小时周期"(略长于24小时的周期),这大约1天的周期被称作"昼夜节律"。如果人在没有时钟的世界里只靠生物钟来度过一天的话,就会把这24小时多一点的时间当作"一天"。

但是,在拥有着发达文明的现代社会,一天的时间就是24小时,比地球1天的周期还要略微长一些。因此,我们的大脑在清晨从睡眠中醒来时,通过接触太阳光会自动将昼夜节律调整为24小时。这一现象就叫作"同调"。

在脑科学领域,以前一直认为参与将昼夜节律的周期校正到外界光周期的是位于间脑的松果体,但在最近的研究中发现,除松果体以外,还有其他器官也

想睡就睡

参与了这一同调的过程。松果体、视网膜、视交叉上核被认为是根据环境明暗信息的刺激来调节生物钟的3个器官。而昼夜节律除了会影响睡眠周期,还会影响体温、免疫、代谢、自主神经、激素分泌等对人的大脑和身体来说非常重要的活动的周期。

然而,如果每天加班、熬夜、生活作息不规律的话,昼夜节律就会逐渐产生紊乱。也就是说,大脑的生物钟会变得混乱,渐渐无法感知昼夜差异,即使在白天也会被睡意侵袭,并且很容易感到疲劳。这些都是由于生物钟紊乱造成的。

无论工作多么忙碌,请大家都务必坚持晚上最晚12点入睡,早上6点起床。养成规律的作息习惯,适当调整昼夜节律,这样就能够使睡眠力得到快速提升。而保持这样规律的作息,则毫无疑问能使我们在白天的工作中表现得更好。

目录

第1章
先了解大脑与睡眠机制

Q1：睡觉时大脑也在休息吗？
// 004

Q2：快速眼动睡眠和非快速眼动睡眠时，大脑分别处于什么状态？
// 006

Q3：做梦的时候，大脑处于什么状态？
// 008

Q4：能够迅速恢复大脑活力的理想睡眠时间是多久？
// 010

Q5：睡眠不足会给大脑带来哪些影响？
// 012

Q6：不同的人睡眠时间有多大的差异？
// 015

Q7：躺在床上无法入睡怎么办？
// 017

Q8：什么样的环境有助于提高睡眠质量？
// 019

想睡就睡

Q9：小睡时，睡多长时间最合适？
// 021

Q10：如果平时比较关注睡眠问题，能使大脑发生多大的变化？
// 023

第 2 章
为熟睡做准备

为入睡做一些准备
// 028

疲劳感是大脑发出的信号
// 030

放松大脑，舒缓压力
// 032

选对解压方法，做好睡前准备工作
// 035

明确可控与不可控的界限
// 038

睡前准备（一）——进食
// 040

睡前准备（二）——运动
// 042

目 录

睡前准备(三)——沐浴
// 045

睡前准备(四)——环境
// 047

形成完整的睡前准备流程
// 051

喝酒真的能助眠吗?
// 054

参加无意义的酒局不如回家睡觉
// 056

第3章
提升睡眠力,让大脑如获新生

快速提高工作效率的"战术性睡眠"
// 062

补觉真的有用吗?
// 067

安排好睡眠时间,让睡眠力更上一层楼
// 070

提高记忆力的高性能睡眠法
// 073

想睡就睡

可以提高想象力的高性能睡眠法
// 076

改变睡眠习惯，从"夜晚型"转向"清晨型"
// 080

如何做到让工作模式和睡眠模式自如切换
// 084

每天按时起床，让自己神清气爽
// 089

睡到自然醒，意识更清醒
// 091

早上起床，晒个太阳
// 094

第4章
来一场"睡眠革命"吧！

睡眠也要与时俱进
// 100

开启一场"睡眠革命"吧！
// 102

提升睡眠阈值
// 105

目 录

变身成为"睡眠运动员"
// 109

睡眠能让身体变得强健
// 111

无法入睡时,打开"默认模式网络"
// 113

睡眠的良性循环可以使大脑时刻保持状态
// 116

巧用大脑的节律同步化
// 119

早餐是大脑最大的能量来源
// 121

自我管理能力决定你的成败
// 125

第5章
大脑的"二次唤醒法"——短时间小睡

利用碎片时间小睡,让大脑再次焕发生机
// 132

伟人大都喜欢小睡
// 134

想睡就睡

美国接连发生空管员"睡岗"事件
// 138

为什么白天也会犯困
// 143

战略性小睡,让困意无处可逃
// 146

养成职场小憩习惯
// 151

小憩也有大作用,可以提高记忆力
// 155

先喝咖啡再午睡,提神效果更好
// 157

别担心无法小睡,我有妙招来救急
// 161

后记
// 165

术语表
// 168

人名表
// 180

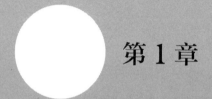

第1章

先了解大脑与睡眠机制

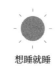
想睡就睡

Q1：睡觉时大脑也在休息吗？
A：这种想法是错误的。

所谓睡眠，原本是为了让大脑和身体进行休息。

但脑科学的研究证明，人在睡觉时大脑仍然以不同于清醒时的模式进行工作。简单来说，大脑会在人睡觉时积极活动，整理当天所得到的信息和记忆。

因为大脑在白天一直忙于接收信息，根本没有时间对这些信息进行记忆和整理，所以会通过睡眠来进行学习活动，比如将白天得到的大量信息保存在长期记忆中或者整理思路等。

而且最近的研究进一步表明，大脑还可以在睡眠

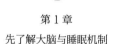

第1章
先了解大脑与睡眠机制

中筛选"要记住什么"和"要忘记什么",从而提升一个人的"智慧"。也就是说,**在睡眠时大脑会无意识地进行巧妙的记忆筛选。**

虽然大脑的记忆并不一定都是正确的,但睡眠时的记忆筛选能够对我们醒来后的思考和推论起到促进作用。我想大家应该都有过这样的经历:前一天晚上毫无头绪的想法,在第二天早上睡醒后突然非常清晰地浮现在脑海中。这就是大脑在我们睡觉时整理记忆和思路的证据。

一般认为,大脑会在睡眠较浅的快速眼动睡眠期整理记忆,但实际上,在睡眠较深的非快速眼动睡眠期,大脑也在对记忆进行整理。

换言之,经过有规律的睡眠后,记忆得到整理,大脑再次恢复活力,做好了接收新信息的准备,这时我们就会醒来。

想睡就睡

Q2：快速眼动睡眠和非快速眼动睡眠时，大脑分别处于什么状态？
A：90分钟的睡眠周期能让大脑和身体充分休息。

我想各位都有过"昨晚明明睡了那么久，却感觉就像没睡一样"，或者"昨晚明明只睡了很短的时间，却不知道为什么依旧很精神"这样的体验吧。这就是快速眼动睡眠和非快速眼动睡眠在睡眠质量上的差别。

我们入睡后，首先会进入非快速眼动睡眠状态。

非快速眼动睡眠状态是指深度睡眠状态，这一时期大脑的活动水平降低，同时身体也进入休息状态，所以很难对外界的刺激做出反应。大脑的活动越平稳，人就睡得越熟。如果人进入了非快速眼动睡眠期，即使睡眠时间短，大脑也能迅速恢复活力。反

第 1 章
先了解大脑与睡眠机制

之,如果无法进入非快速眼动睡眠期,那么不管睡多长时间都感觉像没睡一样。

而快速眼动睡眠状态是指虽然身体在休息,但呼吸较浅,眼球快速转动的状态,这时大脑仍在非常活跃地工作。快速眼动睡眠期其实就像 Q1 中提到的,是大脑整理当天信息的时间,也是做梦的时间。

顺便说一下,关于快速眼动睡眠,有一件很有趣的事。那就是在快速眼动睡眠期,身体的肌肉是松弛的。

这是为了防止人在做梦时因身体做出一些动作而导致自己受伤,或者给身体造成伤害。我们所说的"鬼压床"现象,也叫"睡眠瘫痪症",是指人在快速眼动睡眠期时,意识突然清醒过来,但是肢体的肌肉仍停留在低张力状态,而造成不听意识指挥的情形。

想睡就睡

总而言之,希望大家记住,**我们的睡眠是由快速眼动睡眠和非快速眼动睡眠共同组成的,大约以90分钟为一个周期,如此循环往复。**

而这90分钟的睡眠周期是睡眠中一个非常重要的基准,可以毫不夸张地说,它决定着我们大脑的活力和第二天的工作表现。

Q3:做梦的时候,大脑处于什么状态?
A:大脑会在梦中展现出意想不到的独创性。

在脑科学领域已经证明,人处于快速眼动睡眠期时,大脑会比白天工作时更加活跃,而且会对醒来后的大脑活动产生很大的影响。这其中的一个表现就是"做梦"。

梦与我们本人的意志无关,是我们在睡觉时大

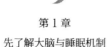

第 1 章
先了解大脑与睡眠机制

脑持续工作而产生的现象。有些人表示"自己不会做梦",其实他们并不是不做梦,只是不记得自己做过的梦而已。而且,我们的梦境大多与前一天所做的事或者一直在思考的事情有关。这是因为梦境是由大脑生成的。

做梦是一件非常重要的事。

之所以这么说,是因为我们在睡觉时做的梦都很有独创性,经常会梦到一些奇妙的故事情节。这是因为大脑在整理我们已经忘记的东西时,把一些相关的记忆和事情联系在了一起。

更重要的是,做梦的时候大脑会发挥出超乎想象的创造力。事实上,在顶级的创作者中,有许多人"一到瓶颈期或是关键时刻就去睡觉"。因为他们知道,根据以往的经验,一觉醒来自身的创造力能得到进一步的提升。

想睡就睡

而一直践行这一观点的有创作《20世纪少年》的漫画家浦泽直树老师,以及太阳马戏团的策划人、脚本制作人等,他们在为创作灵感绞尽脑汁的时候都会选择去睡觉,从而在梦中发散自己的思维。可以这么说,**睡不好觉的人无法拥有丰富的创造力。**

虽然人的大脑是通过学习来获得愉悦感的,但睡眠也有着整合过往经验,从中获取新发现的作用。而这些新发现可以使大脑变得更加活跃。

Q4:能够迅速恢复大脑活力的理想睡眠时间是多久?
A:一般认为6~7小时的睡眠时间最合适。

我们每个人的睡眠时间因人而异,所以无法一概而论地说"每天必须睡够几小时",但从总体来看

第1章
先了解大脑与睡眠机制

6～7小时的睡眠时间最合适。

还有一点也很重要，研究结果表明，睡眠时间过长的人大多容易陷入抑郁状态，而且不太喜欢进行社交活动；而另一方面，睡眠时间过短的人则容易患心脏疾病。

我们经常听说过一句话，"睡眠时间占了人生1/3的时间"，所以很容易认为一天睡8小时最好。但是，与实际的数据对照一下就会得出不一样的结论。

之所以说6～7小时的睡眠时间是最理想的，是因为有数据显示，拥有6～7小时的睡眠最有利于人的身体健康。换句话说，睡眠不足当然对身体不好，但是为了"预支"未来的睡眠而提前睡太长时间对大脑和身体也有负面影响。凡事都是如此，只有把握好尺度，才能有好的效果。

再多说一句，每天平均睡6～7小时的人普遍会

想睡就睡

更积极地参与社交活动,收入也更高,而且能充分感受到自己的生存价值。

那么,如何得知自己的睡眠时间是不是真的足够呢?你可以感受一下自己白天会不会犯困,以及能否以头脑清醒的状态度过一整天,这就是判断的标准。

另外,我想请大家记住一点,**每个人的理想睡眠时间都是无法通过努力来缩短的**。即使能够在短期内熬夜,也无法持续好几天都只睡很短的时间。充分理解这一点是获得理想睡眠时间的第一步。我们需要在此基础上培养熟睡的习惯。

Q5:睡眠不足会给大脑带来哪些影响?
A:会导致工作能力急剧下降。

睡眠不足会给大脑和身体带来各种各样的不良

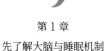

第 1 章
先了解大脑与睡眠机制

影响。

尤其是对于大脑来说,睡眠不足是最可怕的敌人。我们的大脑具有思考和感知事物、语言表达、记忆等多种功能,而睡眠不足则会不断破坏脑细胞,影响大脑各项功能的正常发挥。

我们平时感受到的困意,基本上都来自大脑想要休息的欲望。所以为了保护自己的大脑,保证充足的睡眠是很有必要的。这一点请各位务必牢记在心。

那么,具体来说,睡眠不足会给大脑带来哪些影响呢?

首先,睡眠不足有可能导致**记忆力下降,还会引发记忆障碍和语言障碍**。就像人们经常说的,睡眠不足的人容易患痴呆症。

当然,睡眠不足的影响远不止这些。

脑科学界的研究结果已经证明,睡眠不足对工作

想睡就睡

效率也有很大的影响。

哈佛大学的医学教授查尔斯·采斯勒（Charles Czeisler）的研究发现，连续 24 小时不睡觉，或是连续 1 周每天睡眠时间不足 5 小时的人的状态，相当于一个血液酒精浓度为 0.1% 的人，也就是说，基本上等于喝酒微醉的程度。如果人的大脑处于这样的状态，那它能做好工作吗？答案不言而喻。

睡眠不足会导致工作时注意力涣散，专注程度下降，最终只会带来更多的不良影响。

除此之外，最近还有研究表示，睡眠不足会使压力增大，而且会导致无论怎么吃都无法得到满足感，因此容易使人患上肥胖症。

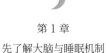

第1章
先了解大脑与睡眠机制

Q6：不同的人睡眠时间有多大的差异？
A：世间有短睡者，也有长睡者。

我想问那些每天都很忙碌的上班族一个问题："如果能够减少睡眠时间，你们是不是每天就有更多的时间来做自己喜欢的事了？"

那么，不同的人睡眠时间究竟会有多大的差异呢？

人的睡眠方式大致可以分为两类：睡眠时间一贯少于6小时的叫作"short sleeper"（短睡者）；而睡眠时间一贯多于9小时的叫作"long sleeper"（长睡者）。

短睡者一般性格外向，生活态度积极向上。他们无论遇到什么事都不会想不开，因此大脑也不容易疲劳，所需的睡眠时间自然也较短。但与之相对的长

想睡就睡

睡者,一般都是做事认真且性格内向的人,他们会对事物进行深入的思考,所以很容易造成大脑的过度使用,而为了恢复脑力,自然也需要较长的睡眠时间。

像我在"前言"中提到的拿破仑一世每天的睡眠时间只有 3 小时,如果确有其事的话,那么他就属于典型的短睡者。而与之形成鲜明对比的,是因相对论而为大众所熟知的爱因斯坦,据说他的睡眠时间长达 10 小时,而且会在睡觉时锁上卧室的门,不允许任何人打扰。

而这两种睡眠方式的区别在于,一般来说**短睡者都是熟睡型的人,而长睡者都是浅眠型的人。**

这两类人的睡眠时间没有优劣之分,只是每个人都有自己固有的睡眠特点而已。

而且最近的研究逐渐发现,睡眠时间的长短还受遗传和体质等因素的影响,所以我们没有必要强行改

第 1 章
先了解大脑与睡眠机制

变自己的睡眠时间。

Q7：躺在床上无法入睡怎么办？
A：其实不容易入睡才代表健康。

关于入睡这件事，有些人"躺在床上不到 5 分钟就能睡着"，也有些人"一躺在床上就忍不住开始想事情，总也睡不着"。

我自己属于无论何时何地都能随时睡着的那类人，即使在路边，只要稍微闭一下眼，基本上都能迅速入睡。我睡前习惯躺在床上用笔记本电脑看英国喜剧，但大多数时候看了不到 5 分钟就开始犯困，然后就关上电脑睡觉。我甚至私下认为自己的这种特性是"入睡的才能"。

但是，我在听前面提过的查尔斯·采斯勒教授的

想睡就睡

演讲时,听到他开始说"有很多人随时随地都能睡着,并以此为傲……"时,我想"这说的正是我啊",于是继续往下听,结果教授充满自信地讲道:"那只是单纯的睡眠不足而已。每天都睡够 8 小时的人,是不可能随时随地都能睡着的。"

躺在床上不到 5 分钟就能睡着,说明**即使你白天不觉得困,依旧有可能睡眠不足**。

迅速入睡是大脑发出的"想要快点休息"的信号。而难以入睡则说明你本身睡眠充足,所以这样的人反而更健康。

如果怎么也睡不着的话,也不要强迫自己,而要静静地闭上眼睛,让大脑放松下来,睡意自然就会来造访。

另外,睡不着的时候切记不要想事情,也不要烦躁地强迫自己入睡,这样会让大脑不停运转,反而会

第 1 章
先了解大脑与睡眠机制

驱散睡意。

Q8：什么样的环境有助于提高睡眠质量？
A：我们的大脑喜欢温暖、昏暗、舒适的环境。

高质量的睡眠，对于大脑的正常运转来说非常重要。

大脑在白天清醒时会消耗巨大的能量，如果持续高速运转，大脑就会感到疲劳，最终导致身心都无法正常工作。所以必须给大脑一些舒适放松的休息时间。而放松休息的关键在于创造一个有利的睡眠环境。为了维持大脑的正常运转，我们的睡眠环境应该满足以下几个条件：

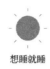

想睡就睡

①光线昏暗

②环境温暖

③卧具舒适

满足以上3个条件,就可以创造出与母亲子宫相似的环境。在我看来,睡眠环境的重要程度不亚于工作环境。尤其是对于被迫压缩睡眠时间的上班族来说,为了能在较短的时间内睡个好觉,舒适的环境显得格外重要。

比如,为了获得合适的光线和温度,同时保持室内温暖昏暗的环境,床和窗户之间的距离就变得很重要了。一般来说,我们习惯将床摆放在窗户附近,但是需要注意,如果床距离窗户太近的话,很容易受到外部气温的影响。除此之外,不仅床上用品要选择舒适且亲肤的,而且要考虑到上床和下床的感受,最好在床周围铺上地毯,并准备好舒适的枕头。

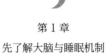

第 1 章
先了解大脑与睡眠机制

现在人们大多把精力放在了美味的食物和漂亮的衣服上,却很少有人关注睡眠环境的问题。但实际上,我们每天都会在睡眠上花费很长时间,所以希望大家都能拥有属于自己的优质睡眠。

Q9:小睡时,睡多长时间最合适?
A:重要的不是时间长短,而是困了就睡。

弥补睡眠不足最简单有效的方法就是小睡。

如果白天有机会小睡一下的话,就一定要抓紧时间睡一会儿。尤其是对付吃完午饭后袭来的"睡魔",最有效的方法就是充分利用午休时间小睡。充分利用好午休时间,能够有效地使大脑恢复脑力,更持久地集中注意力,提高判断能力,从而提升工作效率。

想睡就睡

我自己平时也十分注意这一点,在坐地铁或者飞机的时候,都是能睡则睡。

那么,午睡或者其他时间小睡的时候,睡多长时间比较好呢?

说实话,关于小睡的时间,学界也有许多专家发表过自己的见解,但是至今没有一个标准答案。

不过,如果从脑科学的角度来讲,我认为重要的不是时间长短,而是能否在困的时候睡得着。

一般来说,15～30分钟的小睡叫作小憩。只要充分利用好午休或者坐交通工具的时间,让大脑和身体暂时得到休息,就能保证一整天高效率地工作。

而要想利用好小睡,最重要的是如何能在短时间内顺利入睡。比较有效的方法是在小睡前听一听自己平时喜欢的音乐,或者看一些已经看过很多遍的书。

第 1 章
先了解大脑与睡眠机制

我自己会在坐飞机时一边听着"落语①"一边闭眼假寐,一般在飞机起飞前就能顺利入睡。

关于小睡,我会在第 5 章中详细介绍。

Q10：如果平时比较关注睡眠问题,能使大脑发生多大的变化?
A：不仅是大脑,整个人生都会发生改变。

"保证好的睡眠,保持身心健康,对于每一个上班族来说都很重要"。

尽管大脑里有这种想法,但大多数人还是会经常优先干别的事,然后压缩自己的睡眠时间。

没有人不想以良好的状态投入每一天的工作,大

---

① 日本的传统曲艺形式之一,与中国的单口相声类似。

想睡就睡

家都想提高工作效率,高效地完成工作任务。如果想做到这一点,就必须保证每天早上醒来时大脑都处于"白板状态"(记忆整理完成后的全新状态),否则是无法进行高效工作的。而为了让大脑恢复活力,高质量的睡眠是非常重要的。

就像那句老话说的一样,"睡得好的孩子长得壮",高质量的睡眠对于大脑来说具有重要的作用,不仅如此,睡眠本身也在人的一生中具有重要的作用。

我们人生1/3或者1/4的时间都是在睡眠中度过的。

假设人的一生有80年,那么有20多年的时间会用在睡眠上。而这20多年的过法在很大程度上左右着我们人生的方向。

大家不妨试着关注一下之前从没有关注过的睡眠

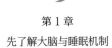

第 1 章
先了解大脑与睡眠机制

问题,我想它应该会给大家的人生带来许多变化。

学习如何睡眠就是学习每一天应该怎样度过,这能促使我们重新审视自己的人生。可以毫不夸张地说,**睡眠方式的改变,不仅会带来人生 1/3 时间的改变,而且会使我们的整个人生都发生改变。**

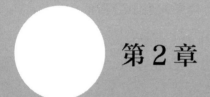

第 2 章

为熟睡做准备

想睡就睡

为入睡做一些准备

本章中,我将运用脑科学知识,浅显易懂地介绍一下睡前需要做哪些准备,才能有一个好的睡眠。

首先我想说的是,在谈论睡眠这件事的时候,上班族们也许需要重新审视一下你目前对待工作的态度。因为工作能力越强的人,越重视睡眠。

工作方面表现优异的人大多很擅长合理规划一天的时间,并且会在入睡前这段时间做好充分的准备。

随着夜晚来临,大脑和身体的疲惫程度会逐渐达到顶峰,所以晚上不要熬夜加班,而应该在工作告一段落后开始做睡前准备工作。我认为这才是提升白天

第2章
为熟睡做准备

工作效率的秘诀。

不过话又说回来,恐怕现实中会有很多人说"别人都在工作,我怎么可能自己早早下班回家呢"。我们这里所说的**睡前准备,正是为了第二天能发挥出最佳水平而制定的"前瞻性战略"**。除此之外,我再补充一点,对于大脑来说,只看睡眠时间是不够的,睡眠质量也非常重要。

我们的大脑从早上起床到晚上入睡,一整天都在不间断地处理复杂的信息。而从傍晚到入夜的这段时间,大脑开始感到疲劳和压力,渐渐地,我们的注意力就会下降,无法继续高效地工作。这样的状态不管是对个人还是对单位来说,都只会带来负面影响。在理解大脑与睡眠机制的基础上,为迎接优质的睡眠做好准备,是必不可少的步骤。

埋头工作时,我们的作息时间总是不可避免地

想睡就睡

变得不规律,包括我自己也是这样。有时我们需要加班,有时也会有一些应酬或是朋友小聚。因此,我们可以先从一些力所能及的小事开始,在日常生活中为入睡做一些准备。

疲劳感是大脑发出的信号

现代社会生活忙碌,大多数人都时常感到疲惫不堪。

这种疲劳感,也许是平时睡眠不足或压力过大等"现代病"所导致的。

然而,当我们渐渐习惯每天忙于工作时,会意外地发现我们有时感受不到疲劳了。这时,大脑的作用就显得尤为重要。

人的大脑在感到疲劳后,会自动降低活动水平,

第2章
为熟睡做准备

注意力散漫并产生睡意,通过这种演绎疲劳感的方式来催促我们休息。而面对大脑发出的疲劳感信号,我们应该坦率接受,并采取一些方法来恢复脑力,比如睡觉或休息等。

"疲劳"一词在脑科学领域的定义是"持续的体力劳动或脑力劳动使身体及精神状态产生暂时性低迷的现象"。而且有研究证明,大脑能感知我们的疲劳。因此消除疲劳感,恢复最佳状态的最主要方法就是睡觉。

在睡觉这件事上,我们总是主观地认为"累了就会睡着"或者"到了晚上就会睡着",但我希望大家明白,我们的大脑是发出睡觉信号的重要"警报器"。

面对这个警报器发出的信号,我们不应该置之不理,而是应该给予足够的重视,这样才能及时恢复活

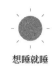

想睡就睡

力,再次高效地投入工作。

在这里我要再次强调一下,任何人在结束一整天的工作后,大脑和身体都是处于疲劳状态的。而睡觉正是能够消解疲劳感的重要方式。尤其是大脑的疲劳,如果不通过睡觉的方式是无法缓解的。

睡眠充足了,白天才能高效地工作,只有这样的良性循环才能使我们的人生更加丰富多彩。

放松大脑,舒缓压力

"5月病",顾名思义,就是指在5月左右的时节人们容易积攒更多的压力。

其实,"压力"(stress)这个词来源于物理学,意思是"物体因承受压强而产生的变形"。1936年,加拿大著名生理心理学家汉斯·薛利(Han Selye)在

第2章
为熟睡做准备

《自然》杂志上发表了一篇文章《压力学说》,首次提出"压力"一词。时至今日,"压力"已经作为一个具有生理学意义的概念在日常生活中被广泛运用。

置身于现代社会,大概没有什么人会认为"自己没有压力"吧。社会的现状是大家多多少少都背负着一些压力。而如何直面和妥善处理各种压力则是我们要重点考虑的问题,这也是为了提高睡眠质量必须考虑的问题。

压力是由我们的大脑产生的,大致分为两种:外部压力和内部压力。

外部压力,指的是工作中的人际关系等社交方面的压力。内部压力,指的是个人情感方面的压力,或者因睡眠不足、疲劳等带来的健康方面的压力。比如,负责重大项目时所感受到的工作压力和遇到无法容忍的事情时所感受到的愤怒。

想睡就睡

不过,我们人类的大脑和身体其实具有自愈能力,能够帮助我们抵挡肉眼不可见的外部和内部压力。这就是为什么即使多少有一些压力,我们也能够通过睡觉、进食或者运动等方式得到一定程度的缓解。

对于我们人类来说,大脑这一部位统筹规划着身心的一切活动。

这就意味着,大脑所感受到的压力会对人的整个身心状态产生很大影响。因此,只有放松大脑,才能实现真正意义上的舒缓压力。

那么,要怎样做才能放松大脑,让自己从压力中解放出来呢?方法之一就是睡觉。说得具体一点,要想拥有高质量的睡眠,就必须直面自己的压力,并找到方法去消除它。

在这里我想向大家推荐一个方法,那就是**通过与**

第2章
为熟睡做准备

大自然的亲密接触,来唤醒大脑中那些平时用不到的机能。

大多数上班族都是扎根于城市,而在城市中生活的人们与大自然接触的机会正在逐渐减少。所以,作为缓解大脑压力的一个方法,我建议大家不妨走出家门,去到拥有美丽自然风光的山里或者海边,尽情享受空气负(氧)离子带来的美好生活吧。

选对解压方法,做好睡前准备工作

我想读者中也许就有人正在为"压力过大睡不着"这样的问题而烦恼。

因为压力太大而无法入睡,这应该是当代社会上班族们普遍存在的问题。

宾夕法尼亚州立大学的一项研究显示,人到中年

想睡就睡

以后,体内会分泌"压力激素",这种激素会影响人的睡眠。

虽然这种激素在任何人的体内都存在,但如果有的人压力过大,就会导致海马体萎缩,因而大脑就会渐渐变得不灵活。我们常说的"脑子不听使唤"就是指这样的状态。

而导致大脑内"压力激素"分泌的原因之一就是睡眠不足。

从脑科学的角度来讲,如果在睡眠不足的状态下熬夜加班,这种拼命的行为会让大脑感受到各种各样的压力。

那么,如果大脑因压力过大而变得迟钝会有什么后果呢?

· **工作效率下降**

第2章
为熟睡做准备

- 灵感枯竭
- 工作进展不顺利导致压力变大
- 压力堆积,睡不好觉
- 睡眠不足导致工作效率更加低下

后果就是陷入恶性循环。

除此之外,还有另一种情况——**有时即使睡眠充足,大脑的疲劳感仍不断累积,这种情况下大脑也会变得迟钝**。不知道大家有没有过"明明睡了很长时间,却还是精神恍惚"这种经历?

说到底,睡觉的目的原本是让白天消耗了大量精力的大脑得到休息,但实际上,我们进入睡眠状态后首先恢复的是身体上的劳累,然后才轮到大脑的休整。

然而,如果大脑的疲劳没有彻底消除,疲劳感不

想睡就睡

断累积的话,就有可能成为压力的源头。

如果白天的生活中充斥着各种压力,我们就会更渴望在夜晚放松身心,通过优质的睡眠让自己从压力中解放出来。

明确可控与不可控的界限

我们的大脑感受到强烈的压力后,就无法发挥原有的功能,导致产生疲劳感。而疲劳感又会进一步带来更大的压力。

而能够使身心恢复活力的重要途径就是睡觉,睡觉起着促进大脑白天高速运转的作用。

我们的大脑在睡眠中是没有意识的,所以不会感受到压力,更不会为之烦恼,所以大脑会在我们睡觉的时候逐渐涌现出活力,使得我们不会被压力击垮,

第2章
为熟睡做准备

勇敢面对明天。

现在,我想给大家介绍一下我独有的解压方法。那就是有意识地划清自己可控和不可控的界限。

这会涉及"大脑的主体性"的相关内容,简而言之,就是通过"大脑在做不同的事情时,会产生不同的作用"这样的反馈机制,来了解自己的主体性。

秉持着这样的想法,如果我们将主体性延伸到自己不可控的领域,那么就难免会出现不如意的情况,然后我们就会变得焦虑,压力也随之而来。

举个例子,在谈生意的时候,面对自己的客户,无论我们提出多么完美的方案,我们始终无法控制对方的言行和判断。如果试图控制这些不可抗因素,只会给自己带来压力。

职业棒球选手铃木一郎不会说出"我的目标是成

想睡就睡

为第一击球手①"这样的话。因为他无法掌控场上其他选手的击球率。

睡前准备（一）——进食

我们要知道，仅靠睡眠是无法消除压力的。

为了有效缓解压力，保持良好的生活习惯是一个重要因素。

接下来，我将介绍一些使你能够拥有深度睡眠的生活习惯。

首先，我介绍一下饮食与压力的关系。

这两者之间看似并无太大关联，但实际上，饮食不规律或者营养不足会给大脑带来很大的影响，而且也是压力的来源之一。

---

① 第一击球手：在棒球比赛中，击球率最高的选手。

第 2 章
为熟睡做准备

其实道理很简单,如果不规律的饮食习惯和由压力导致的食欲不振长期持续存在,那么大脑自然也会渐渐变得迟钝。因此,为了做好睡前的准备工作,我们需要好好考虑一下"临睡前几小时停止进食"这个问题。

作为经常加班的上班族,我想应该有不少人习惯了很晚才吃晚餐,但是,进食后我们的肠胃会很快开始进行消化。

而且肠胃在消化完成前不会停止活动,所以这会导致我们的睡眠质量下降。

因此,我的建议是,最晚要**在就寝的 2 ~ 3 小时之前完成进食。**

如果空腹睡觉,血液就会集中到大脑而不是消化器官上,也会妨碍睡眠,所以最好的办法就是时刻铭记"吃八分饱"。

想睡就睡

早餐的重要地位想必不用我多说，它是顺利开启新一天的能量源泉，而且从大脑营养供给的角度来说也非常重要。为了使我们的大脑能够高效开启一天的活动，早饭一定要吃好。

早餐吃一些需要充分咀嚼的食物更有利于大脑恢复活力，但如果实在没时间的话，也可以选择吃水果或谷物类食物来保证营养充足。

睡前准备（二）——运动

为了能更快地进入熟睡状态，我建议大家要进行适度的运动。

相信大家都有过这样的经历，运动过后会睡得很好，因为太累了。但从为高质量睡眠做准备的角度来说，做什么运动以及在什么时间段做运动也很关键。

第2章
为熟睡做准备

我的建议是,睡觉前2小时做一些轻度运动。

人体的深部体温(身体内部的温度)下降时会使人产生睡意。反过来说,如果深部体温降不下来,就很难入睡。而使深部体温下降的关键,就是轻度运动。

轻度运动后,虽然深部体温会暂时上升,但由于血液循环加快,释放出热量后,深部体温会逐渐下降,这时更容易入睡。

只不过需要注意的是,在通过轻度运动提高深部体温后,如何控制它在入睡的时候处于下降状态才是关键。因此,我们需要选择合适的时间段来做运动,而且关键词是"轻度运动"。

如果我们在睡前1小时做气喘吁吁的高强度运动,反而会让大脑兴奋起来,导致无法入睡。要是想做一些跑步之类的剧烈运动的话,最好选择傍晚之前

想睡就睡

的时间。

但是,对于每天都十分忙碌的上班族来说,天天运动可能很难做到。所以,我的建议是一周可以做2~3天的"步行禅"。

关于步行禅,我在其他书里也经常介绍,它是我认为应对"怎么睡都无法消除疲劳"这一困境最有效的一种运动方式。

步行禅,顾名思义,就是一边走路一边修禅——保持放空状态行走。

通过10~20分钟的步行禅,不仅能把大脑中的信息整理得井井有条,还能消除心中的忧虑。

活动身体能起到调整心情、舒缓压力的效果,所以这种心无杂念的漫步不仅能缓解压力,而且对我们的整个人生而言也是难得的滋养。

步行禅做起来很简单,每个人都能做到,而且不

第 2 章
为熟睡做准备

需要花钱。

对于我自己而言,比起刻板地设置固定的运动时间,我更喜欢在工作的间隙,从一个地方向另一个地方移动的时候,做这种消除杂念的漫步,这种方式能更有效地应对压力,安抚情绪。不仅如此,它也能帮助我们保持恰到好处的疲劳感,为夜晚进入熟睡状态做准备。

睡前准备(三)——沐浴

低质量的睡眠虽然能消除我们身体上的疲劳,但无法消除大脑的疲劳。所以为了获得优质的睡眠,我们有必要提前做一些准备。

优质的睡眠能有效对抗压力,使大脑焕发生机,我们也就能更高效地投入工作,提高工作效率。

想睡就睡

而睡眠的质量在很大程度上取决于睡前大脑的放松程度。

那么,怎样才能让大脑放松下来呢?一个很有代表性的方法就是沐浴。沐浴能够调节对于人的熟睡来说非常关键的要素——体温。

体温处于下降状态时人们最容易入睡。洗澡时体温会上升,洗完澡后体温开始逐渐下降,由此引导我们进入舒适的睡眠状态。

理想的状态是在睡前1小时左右用38~40度的温水浸泡身体20分钟,让身体温暖起来。在感受到体温上升后,大脑会对身体下达降温的指令,我们也能因此进入深度睡眠。

不仅如此,睡前沐浴时大脑处于放松状态,活动水平逐渐下降,能够使我们的睡前准备工作非常自然顺畅地进行。这个过程也就是所谓的"冷却头脑"。

第 2 章
为熟睡做准备

如果我们总是烦恼焦虑或神经紧张的话,大脑会无意识地持续工作,这就会导致我们入睡困难。所以,让大脑放松的关键在于沐浴所带来的舒适。

虽然淋浴也能起到一定的效果,但是如果有条件的话,还是放半缸水,舒舒服服地洗个半身浴①吧。让身体从里到外温暖起来,这样更容易进入甜美的梦乡。

在沐浴时不要思考无关紧要的事情,也不要让自己陷入消极情绪中,这是让大脑放松的秘诀。

睡前准备(四)——环境

前面我一直在强调睡前准备工作的重要性,那么

---

① 半身浴:将肚脐以下的部位,在 39℃的温水(用手感觉不冷不热)中浸泡 30 分钟以上。

想睡就睡

接下来我就给大家介绍一下具体做法。

为了能拥有优质的睡眠,舒适的睡眠环境也十分重要。如果周围的环境让你感觉不舒服,那就算再早上床也没法睡得安稳。

那么,什么样的环境才称得上舒适呢?

关于睡眠环境的喜好因人而异,但最基本的标准是能让人放松,这样的环境有利于消除工作一整天后的疲劳感,让大脑和身体恢复活动,做好迎接新一天的准备。

调整睡眠环境的时候,应该以自己的生活方式为准,只有适合自己的才是最好的。不过在这里,我还是简单介绍一下我正在用的几个方法。

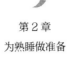

第2章
为熟睡做准备

（1）卧室保持昏暗、安静

准备睡觉时，要注意保持卧室环境昏暗且安静。

如果灯光太亮，反而会唤醒大脑和身体，抑制具有助眠作用的褪黑素的分泌，导致入睡困难或睡眠变浅。

除此之外，响亮的声音以及连续不断的声音也会妨碍睡眠。

（2）根据季节调节室内温度

卧室太冷或者太热都会影响睡眠。

一般来说，卧室的理想室温是夏季25～26℃、冬季15～18℃。湿度则是全年保持在50%左右最合适。如果夏天和冬天怎么都睡不好，你可以试着用空调和取暖器等电器来调节室温。

想睡就睡

（3）选择舒适的卧具

枕头、被子这些卧具也是影响睡眠质量的重要因素。

枕头要选择适合自己的形状、尺寸和硬度。

铺在身下的褥子要选择合适的尺寸和硬度，盖在身上的被子要选择不会妨碍身体自然活动的轻盈的材质，比如羽绒或羊毛等。

除此之外，能够帮助放松，促进睡眠的关键因素还有香气。

香气可以直接对大脑下达指令。像薰衣草味和柠檬味之类的香气就具有镇静作用，大家不妨尝试一下。香薰精油的使用方法中，比较简单的是在纸巾上滴上数滴，然后将纸巾放在枕边。

第 2 章
为熟睡做准备

形成完整的睡前准备流程

为了获得高质量的睡眠,比较简单的方法就是形成一套属于自己的睡前准备流程,比如每天晚上尽量在同一时间上床等。

人类大脑的特点决定了我们在掌握某种行为模式之后,就更容易把它变成习惯。换句话说,我们需要制定一套属于自己的"入睡规则"。按照自己的入睡规则,当身体开始做睡眠准备的时候,大脑自然也会进入睡眠准备模式。

在做睡前准备工作的时候,有几条约定俗成的规定,以我多年的经验和在脑科学方面的研究来讲,最重要的是要以放松的状态度过睡前的这段时间。

随着夜晚来临,为了做好睡前准备工作,我们需要将大脑从白天的兴奋和紧张状态中解放出来,让心

想睡就睡

情恢复平静。

入睡前的准备工作和仪式感虽然因人而异,但我从中总结出了以下3个方面,供大家参考。

(1)睡前留出放松的时间

为了舒缓紧张的情绪,我们可以有意识地在睡前设置一段放松的时间,让副交感神经掌握主导权。

为此,我们要极力避免在临睡前做让神经兴奋的活动,可以喝点不含咖啡因的香草茶来帮助我们放松。除此之外,读一些内容轻松的书,或者听听舒缓的音乐也很有效。

(2)不要把烦恼和心事带到床上

我们的生活中就有这样一部分人,已经到了该睡觉的时间,他们却偏要做一些让自己睡不着的事,比

第 2 章
为熟睡做准备

如把烦恼和心事带到床上。我们都知道，在这种烦心的状态下是很难入睡的。

而不把烦恼和心事带上床的秘诀，就是要自己下定决心，睡不着的时候控制住思绪，不要胡思乱想。如果真的有什么心事，最好是在上床睡觉之前把它写在笔记本上。这样就可以暂时放下睡个好觉了。

还有，当遇到无论怎样都无法入睡的时候，强迫自己"必须睡"只会起到反效果，这时候不妨顺其自然，做点别的事情，比如伸展一下四肢。

（3）养成自己的睡前习惯

我每次睡觉的时候，躺在床上不用 5 分钟就能睡着。其中一个很大的原因就是我有自己的一套睡前习惯。做这些习以为常的事情时，大脑会在同一时间开始冷却，慢慢就会产生睡意，如此一来就能很快进入

想睡就睡

睡眠状态。

反之,我们需要避免的是在睡前做"新"的事情。

对我自己来说,就是不在睡前看新的书或者新的喜剧。因为有新的信息进入大脑后,我们会不自觉地被其中的有趣之处吸引,刺激大脑分泌多巴胺,这样一来大脑就更清醒了。

正因如此,我才会在睡前看已经看过的英国喜剧,或者读已经读过的书。

喝酒真的能助眠吗?

"喝酒能助眠。"

我们经常听到这句话,但是实际上,**喝酒并不能带来更好的睡眠**。

我在第 1 章里介绍过睡眠周期,我们入睡后首先

第2章
为熟睡做准备

会进入非快速眼动睡眠期——深度睡眠期。

喝酒确实能使我们更快入睡,但也会使我们的非快速眼动睡眠变浅,有时无法达到熟睡的深度睡眠状态。

我总是反复强调,睡眠时间是让大脑和身体休息的时间。

如果每天大量饮酒,那么为了分解酒精,肝脏等内脏器官也就无法休息,而这样就会导致睡眠质量下降,同时也会极大地阻碍大脑和身体恢复活力,甚至还有可能引起睡眠不足。

我并没有指责喝酒解压这件事的意思。我自己也会在工作结束后去喝一杯,放松一下心情。虽然大家都清楚,但我还是要说一句,只要不过度饮酒,不要喝到太晚而影响睡眠,我们就能与酒"和平共处"。

少量的酒精能使大脑中一种名为"γ-氨基丁酸"

想睡就睡

（GABA）的抑制性神经递质的含量增加。它能抑制脑干网状结构中的多巴胺和去甲肾上腺素等兴奋性神经递质的过度分泌，起到提高睡眠质量的作用。

也就是说，只要饮酒适度，就不会影响睡眠质量。当然，要记住避免在临睡前喝酒，最好和进食一样，在就寝前2～3小时结束。

参加无意义的酒局不如回家睡觉

在本章最后，我们总结前面介绍的这些睡前准备时就会发现，最重要的还是对每天的学习和工作全力以赴，时刻提醒自己过好每一天。就像许多的成功人士或是优秀的运动员那样，**从清晨开始保持全速前进，就是为高质量睡眠做准备的最好的方法。**

如果每天都无所事事，过着单调乏味的生活，那

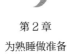

第2章
为熟睡做准备

么在睡前回顾这一天时,免不了就会产生"今天什么都没干"或者"今天过得太糟糕了,睡不着啊"这样的挫败感,睡前的准备工作也就无法进行了。

我自己也有这样的体会,由于工作性质的原因,有时拍摄电视节目会拍到很晚,无法做好充分的睡前准备,而这样的日子里我的睡眠质量也会随之受到影响。

当然,在入睡前的夜晚放松心情也是很重要的。下午5点可能有点早,7点左右正适合和朋友小聚,一起吃饭聊天。充分利用"人情网络",做自己喜欢的事,有利于放松身心,而且这也是在为提高睡眠质量做准备。

之所以说它重要,是因为当我们脱离"工作模式"去放松时,既能开拓我们的视野,也能使我们的心情得到放松,而这些都有助于我们更好地进入睡眠

想睡就睡

状态,所以夜晚的这段时光自有它的用处,不要浪费掉。

还有一些人会走另一个极端,他们会一脸骄傲地炫耀"昨天喝到差点赶不上末班车",但是从睡眠质量的角度来说,这样的习惯并不值得提倡,还是应该及时改掉。

与其参加一些无意义的酒局,不如早点回家睡觉,保持张弛有度的生活习惯才是最重要的。

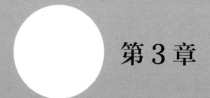

第 3 章

提升睡眠力，
让大脑如获新生

想睡就睡

快速提高工作效率的"战术性睡眠"

前面我们已经讲过睡眠对于提高生活品质的重要性。而且,我想大家应该都已经明白,只有做好充分的准备工作,才能获得高质量的睡眠。

而本章将作为"提升睡眠力"的实践篇,向大家介绍提升睡眠力的具体方法,以便帮助大家提高工作效率。

虽然大家知道理想的睡眠时间是 6～7 小时,但许多工作繁忙的上班族一定会提出异议:"哪有那么多时间睡觉。"所以,为了解决这个问题,我向大家介绍一种"**战术性睡眠**"方法。

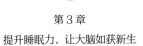

第3章
提升睡眠力,让大脑如获新生

我们之所以需要睡眠,就是为了在白天的工作中发挥出最佳水平。

如果因为压缩睡眠时间而导致工作效率下降的话,那就得不偿失。因此,我们需要计算出自己的最佳睡眠时间,以保证自己能够在头脑清醒的状态下工作。这就是所谓的"战术性睡眠"。

在第1章中我们已经提到,每个人的睡眠都是由快速眼动睡眠和非快速眼动睡眠这两部分组成,大约每90分钟为一个周期,如此循环往复。所以,我们要做的就是**有意识地养成习惯,让自己在睡眠周期间隔中醒来**。充分利用这个习惯,就能算出适合自己的最佳睡眠时间。

最近有研究显示,根据人在睡眠中的脑电波动态可以得知,睡眠状态会表现出一定的节奏性。进入睡眠状态后,我们就像下台阶一样,慢慢进入深度

想睡就睡

睡眠。

在90分钟的睡眠周期里,如果我们从非快速眼动睡眠期,也就是深度睡眠状态中醒来的话,就会中途打断完整的睡眠周期,这时我们会感到精神恍惚或者睡得不够。而如果在90分钟的倍数(周期间隔),也就是快速眼动睡眠期时醒来,就能感到神清气爽,这就是提升睡眠力的秘诀。

关于具体的操作方法,我们可以分别以90分钟的倍数,也就是4.5小时、6小时、7.5小时这3个时长为基准,测算出我们每个人不会影响第二天工作效率的最佳睡眠时间。

只要利用好大脑的活动特点,健康的成年人一般只需要6小时(90分钟×4个周期)的睡眠就足够让大脑恢复活力,当然这个数值不是绝对的,因为每个人都有一定的个体差异,但是基本上睡够6小时,

第3章
提升睡眠力,让大脑如获新生

就不必担心会影响白天的工作。就我个人而言,我自己睡够6小时后,白天就可以处理好很多工作。

那么如果再少睡一点时间,只睡4.5小时(90分钟×3个周期)如何呢?

从脑科学家的角度来说,每天只睡4.5小时的话,短期内可能不会有什么问题,但是长此以往仍然可能造成睡眠不足,导致大脑出现疲劳感,所以我不建议大家这么做。

但话又说回来,世界上的确存在只需要很短的睡眠时间的短睡者,所以最佳睡眠时间依旧因人而异。

关于睡多长时间最合适,这个问题没有标准答案,因个体的体质及环境不同,答案也不尽相同,所以大家不妨亲自试验一下,找出适合自己的最佳睡眠时间。

想睡就睡

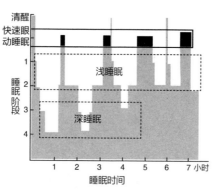

睡眠阶段与睡眠时间的关系

睡眠各阶段的清醒程度

①快速眼动睡眠：眼球快速转动的浅睡眠状态

②非快速眼动睡眠

- 第1阶段：睡眠极浅
- 第2阶段：发出小而均匀的呼吸声
- 第3阶段：对说话声无反应
- 第4阶段：进入深度睡眠状态

第 3 章
提升睡眠力，让大脑如获新生

补觉真的有用吗？

英语中有一个短语叫作"catch up on one's sleep"，意思就是"把没睡够的觉补回来"，应该有不少平日里睡眠不足的上班族会选择在休息日补觉吧。但是，对于补觉这种行为，好像很多人都存在误解。

补觉，听上去很像是"为未来存储睡眠"，但实际上不过是填补了过去睡眠不足的部分，我们是无法做到提前存储睡眠的。

"睡眠银行"不提供"存款"服务。

请务必牢记这一点。即使在休息日补足了觉，也不代表下一周我们可以尽情地熬通宵。

而且，大家应该都经历过"休息日不知不觉就睡到中午"这样的事吧，这是在"偿还"平时睡眠不足的"债"，也就是"借款"。

想睡就睡

那么,在休息日补觉是不是完全没有效果呢?倒也不尽然。

如果我们一直欠着睡眠的"借款"不还,那么它就会再次变成睡意来侵袭我们的大脑。所以,能睡着的时候就从容地睡吧,只有消除睡眠不足的状态,我们的大脑才能恢复正常工作。

只不过,将平日里没睡够的觉在休息日一口气补回来这种做法是错误的。原因就在于,如果在休息日睡到中午,那必然会使我们的生物钟产生偏差,有可能晚上就睡不着了。

有研究证明,越是喜欢在休息日补觉的人,患上失眠或抑郁症的比例就越高。睡眠时间固然重要,但保持一定的规律性对大脑来说也是必不可少的。

那么,我们到底应该怎样弥补平日的睡眠不足呢?

睡眠严重不足的时候,如果想补觉的话,要尽

第 3 章
提升睡眠力，让大脑如获新生

量控制在 1 ~ 2 小时以内。希望大家记住，既想补觉又不想影响休息日的生物钟的话，最多只能睡这么长时间。

如果你能做得到的话，其实休息日的早上不管有多困都应该早起，这有利于保持大脑和身体的健康。而且另一方面，休息日也是让人体的生物钟恢复正常的好机会。

不管文明发展到何种程度，调整生物钟最好的办法永远都是"早睡早起"。养成早睡早起的习惯能让我们每一天都过得充实。

经过一整天的高效工作后，到了晚上我们自然会感受到困意，然后就可以获得优质的睡眠。

如果在休息日我们能坚持良好的作息，那么到了工作日，我们自然也能有规律地起床，从周一开始为工作开个好头，帮助自己发挥出最佳水平。

想睡就睡

安排好睡眠时间,让睡眠力更上一层楼

大多数上班族都会为工作制定日程表,但有多少人会为睡眠做时间安排呢?

其实不管是工作还是睡眠都是同样的道理,如果只是毫无计划地盲目进行,肯定得不到好的结果。如果真的有强烈的意愿想要提升睡眠质量,想在工作中取得最好的表现的话,就要认真地安排好睡眠时间,让自己的睡眠力更上一层楼。

在这里,我为大家介绍一种提升睡眠力的最简单的办法。就是做一张以睡眠为中心的一日时间表。不瞒大家,这就是我每天的时间安排。

当然,由于工作性质的原因,我的生活并不是很规律,所以还请大家只把它当成一个参考标准就好。

接下来,我要为大家逐一解读制作这种时间表时

第3章
提升睡眠力，让大脑如获新生

的注意事项。

注意事项一：设定6～7小时的计划睡眠时间

首先，设定6～7小时作为计划睡眠时间，你可以从比较好算时间的早上往回倒推。比如，你大概几点出门，所以你要在几点起床，像这样就能推算出比较固定的起床时间。

注意事项二：设定好上床时间

在起床时间的基础上减去6～7小时，就能得到你的上床时间。比如，起床时间是早上6点，那么倒推6～7小时，前一天晚上11～12点就是你的上床时间。

注意事项三：睡前1小时要放松大脑

我们经常会在睡前为第二天的工作做准备，但是

想睡就睡

我希望大家注意，睡前 1 小时要用来做睡前准备，以便使我们的大脑放松下来。

而在这之前，也就是从下班到临睡前 1 小时的这段时间可以自由支配，和朋友一起吃个饭，或者做自己喜欢的事都是不错的选择，可以尽情地享受这段时光。

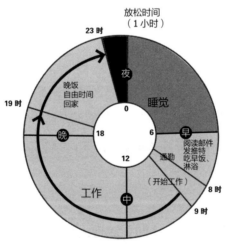

睡前准备之时间安排

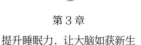

第3章
提升睡眠力，让大脑如获新生

制作睡眠时间表时的注意事项就是上面这三点。总体来说很简单，人人都能做到。

然而，制作适合自己大脑和身体的睡眠时间表只是第一步，接下来，我们需要用强大的意志力去实现表中所规划的内容，这样才能切实地提升睡眠力。

提高记忆力的高性能睡眠法

睡眠对于提高大脑的记忆力来说至关重要。

这是因为我们的大脑具有可塑性，这种特性是提高记忆力的关键。

所谓的可塑性，是指大脑内部承担各项功能的神经细胞间的连接——突触，它们之间的连接强度是可调节的。当我们的大脑接收新的信息、记忆或知识时，为了能将它们储存在大脑中，并在需要的时候再

想睡就睡

现出来,突触就会建立新的连接,所以这一特性也叫"突触可塑性"。

大脑的可塑性是与生俱来,人人都有的能力,它可以强化我们的学习和记忆。而巩固并提高记忆力的基础就是睡眠。

不管大脑如何运转,如果处于睡眠不足或是疲惫不堪的状态,那么任何人都无法在工作或学习中发挥出应有的水平。

随着我们能力的提高,大脑的可塑性也会不断增强。换句话说,如果大脑无法正常运转,那么我们就容易出现精力不集中、发呆的现象,还容易犯一些低级错误。

实际上,记忆力和睡眠之间有着非常密切的关系。为了让大脑中的记忆能长久保存,优质的睡眠是最重要的因素。

第3章
提升睡眠力,让大脑如获新生

接下来,在诸多睡眠方法中,我想重点介绍一种通过快速眼动睡眠来提高记忆力的高性能睡眠法。

我们在清醒时所创造的一些记忆只是暂时储存在大脑内部,等到我们入睡后才会被逐一整理。而当90分钟的睡眠周期结束,进入快速眼动睡眠期这个时间段,对于提高记忆力来说非常关键。

在这个时间段内,身体虽然还在休息,但大脑处于清醒状态。经脑科学的研究证明,掌管记忆功能的海马体会在这一时期开始整理记忆。

而且,研究人员在对比了睡眠充足和不充足时的实验数据发现,睡眠充足时记忆力提高得更明显。因此,可以得出结论:优质的睡眠对于有效提高记忆力很重要。

我们的梦境一般出现在快速眼动睡眠期,在这一时期,大脑开始整理当天接收到的信息以及学习的内

想睡就睡

容,并区分有用信息和无用信息,形成长期记忆。高质量的睡眠能使大脑更加灵活高效地处理信息。

在了解了上面所介绍的大脑工作机制后,如果想要进一步提高记忆力,**可以在早上醒来后立刻复习一遍想要记住的东西。**

这也算是在检查自己的大脑是否在睡眠中完成了记忆整理工作,更重要的是,**清晨醒来时,大脑已经整理好并巩固已有的记忆,正慢慢进入接收新的记忆和信息的准备状态,也就是所谓的"白板状态"。**

这个时候掌管大脑记忆的海马体已经整装待发,所以复习会有更好的效果。

可以提高想象力的高性能睡眠法

我认为,睡眠是一种积极主动的行为。

第 3 章
提升睡眠力,让大脑如获新生

而能够证明这一点的就是接下来我要介绍的能够提高想象力的高性能睡眠法。睡眠不仅影响人的记忆力,而且对于创意火花的出现也很重要。

为了在睡觉的同时提高自己的想象力,我们需要思考的关键点在于如何度过临睡前的时间,以便有效利用大脑在睡眠中的活动。

那么,能够提高想象力的睡眠法到底是什么呢?

答案就是**在临睡前 5 分钟给大脑一个命题,为梦境做准备。**

大脑在做梦时的活动模式非常特殊,与清醒时完全不同。如果能用好这一特性,有可能会得到意想不到的新奇创意。

关于梦境的形成过程,脑科学界已有定论,认为醒来后还能记得的梦来源于比较新的记忆。

比如一个每天忙于工作的人,他的梦里很有可能

想睡就睡

会出现上司或同事,这也许是因为大脑正在整理这部分记忆。

绝大多数人在临睡前 5 分钟应该都会想着"该睡觉了",所以基本上不会再思考任何事情。其实,这个时候做一些脑部活动就可以提升自己的想象力。

"是让大脑在睡觉的时候继续工作吗?"

"即使人处于睡眠状态,大脑也能进行发散思维?"

也许会有人提出这样的疑问。

但是,脑科学知识告诉我们,我们清醒的时候和睡觉的时候,大脑所消耗的能量并没有太大差别。既然大脑在我们睡觉时也在工作,那么何不让它工作得更有效率呢?

但是,要怎么做才能让我们的大脑在睡眠这种无意识的状态下有意识地工作呢?答案是把睡眠当作一

第3章
提升睡眠力，让大脑如获新生

种创造性的活动。

具体来说，首先，在入睡前5分钟给大脑一个命题。

比如，想一个新的主题或者广告语。一边思考这个问题一边慢慢进入睡眠状态，睡着之后的事情就交给大脑来做吧。我们的大脑会无意识地整理信息，在这个过程中它就会把刚才思考的问题和大脑中的信息以及记忆碎片联系起来，不出意外的话，第二天醒来时应该就会有一些新点子浮现在脑海中了。

事实上，漫画家浦泽直树老师以及加拿大太阳马戏团的导演在灵感枯竭的时候都会采用这个方法获得灵感，这足以证明它是一个能够高效利用睡眠时间的方法。

我身边也有很多人使用这个方法来提高自己的想象力。工作中遇到瓶颈时不要熬夜加班，而应该好好利用睡眠时间，这可谓一举两得。

想睡就睡

关于创造力和发散思维,英语中也有一个短语叫作"sleep on it"(考虑一晚,明天再说),可见,好的睡眠方法是不分国界的。

而且脑科学研究也证明,当我们苦于没有灵感的时候,睡一觉让大脑恢复活力,也许就是最好的解决办法。

改变睡眠习惯,从"夜晚型"转向"清晨型"

我们人类的生活方式,可以分为夜晚型和清晨型两种。

一般来说,每天工作到深夜,早上喜欢睡懒觉的人被称为"夜晚型人格";而习惯早睡早起的人被称为"清晨型人格"。

你属于夜晚型人格还是清晨型人格?

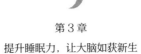

第3章
提升睡眠力,让大脑如获新生

关于夜晚型人格和清晨型人格的形成,有人说受遗传因素影响,大脑中血清素分泌量少的人会形成夜晚型人格,而分泌量多的人会形成清晨型人格;也有人说是由平日的生活方式决定的。那么,夜晚型人格和清晨型人格分别有什么特征呢?大家可以参照下表,来看看自己属于哪一种类型。

夜晚型人格和清晨型人格的特征

夜晚型人格	清晨型人格
早晨不愿起床	起床时神清气爽
经常不吃早饭	每天都吃早饭
上午工作效率低下	大脑时刻高速运转;工作效率高
一到晚上就精神焕发;经常熬夜	生活作息规律;善于管理时间
睡觉时间不规律;睡眠浅	每天过得很充实;睡眠质量高

想睡就睡

如果你是夜晚型人格,并且想要在职场中拥有良好表现的话,我建议你还是转变成清晨型人格比较好。

接下来进入正题,讲讲如何转变。

首先,我们要知道,这两种人格类型并不是不可改变的。只要选对方法,夜晚型人格完全可以转变为清晨型人格。这就是我讲的高性能睡眠法的一种——**清晨型人格的睡眠转变法**。

以大部分上班族为例来说,一个人的生活方式决定了他是清晨型人格还是夜晚型人格。也就是说,通过改变生活习惯,就可以在一定程度上改变自己在睡眠方面的人格类型。

上班族基本上每天都需要在固定的时间起床,所以从起床到去上班之前的这段时间,大家应该过得都比较规律。问题的关键在于下班后到晚上睡觉前的这

第3章
提升睡眠力，让大脑如获新生

段时间，怎样度过这段时间基本决定了一个人是清晨型人格还是夜晚型人格。

首先，如果你每天都是加班到深夜，回到家后完全没时间学习或者做自己喜欢的事，连放松的时间都没有，那么请你务必想办法改变现状。

之后面对深夜加班，应该当机立断迅速给当天的工作画上句号，早点回家。这是成为清晨型人格不可或缺的条件。

我们不能否认，有时上司或者同事会在临近下班的时候交给我们一些重要的工作。但是就我的经验而言，这些工作留到第二天再做也不会有什么大的影响，而且就算赶在今天做完，也不会对提高工作质量有什么帮助。

当然，如果临时出现了突发性的事件，加班有时也确实是无法避免的。但是，除个别情况外，如果明

想睡就睡

明可以早点结束工作,你却一直磨磨蹭蹭耽误时间,那么这种行为是没有任何意义的。

我们假设你已经通过提高睡眠质量成功转变为清晨型人格。然后从早晨起,大脑一直保持高速运转,工作效率也大幅提升,并且取得了优异的成绩。

那么,我想你的上司或者同事应该就不会对你不加班这件事有什么怨言了吧。

如何做到让工作模式和睡眠模式自如切换

为了让白天工作时过度使用的大脑得到充分休息,我们必须让大脑从工作模式顺利地切换到睡眠模式。

怎么才能做到这一点呢?接下来,我将从脑科学理论和具体的行为模式等方面来进行说明。

第 3 章
提升睡眠力,让大脑如获新生

血清素和褪黑素的作用

脑科学领域的研究证明,大脑中的血清素和褪黑素会对人的睡眠产生很大的影响。

白天人处于工作模式时,需要血清素来激活大脑,保持活力;夜晚人处于睡眠模式时,需要褪黑素来提高睡眠质量。正是这两种物质调控着我们体内的

想睡就睡

生物节律。

首先讲一下血清素,白天阳光充足时血清素的分泌量会增加,而进入睡眠阶段后血清素的分泌量就会减少。

所以,我们才需要遵循"日出而作,日落而息"的规律,让血清素正常分泌,这样早上起床时大脑才能更快清醒,白天工作时才能表现得更好。

那么,如何增加大脑中血清素的分泌量呢?

最简单的方法就是清晨醒来后充分沐浴阳光。

除此之外,血清素还可以通过食物中含有的必需氨基酸来合成。

必需氨基酸中的色氨酸是合成血清素的材料。富含色氨酸的食物有乳制品、肉类、香蕉等。

除了阳光和食物,一些令人放松的活动也能让**血清素的分泌量增加,比如适当运动,或是听听喜欢的**

第 3 章
提升睡眠力，让大脑如获新生

音乐。

接下来再说褪黑素，它是由大脑中的松果体分泌的激素之一，具有促进睡眠的作用，所以也叫"睡眠激素"。

褪黑素能提高我们的睡眠质量，将白天积攒的疲劳一扫而空，这样第二天就能神清气爽地醒来。

早晨，大脑感受到光线后，褪黑素的分泌就会受阻，大约 15 小时后恢复正常。换句话说，傍晚到入夜的这段时间里，褪黑素的分泌量是在逐渐增加的。如今在现代社会中，即使到了晚上外面也是灯火通明的，但这也不会改变褪黑素昼少夜多的分泌机制。

其实，血清素和褪黑素之间的关系密不可分。血清素是褪黑素的前驱物，可以转化为褪黑素。这就意味着，如果血清素分泌量不足的话，会使褪黑素的分泌量也随之减少，所以合理调节这两种激素的水平是

想睡就睡

很重要的。

讲到这里,相信大家已经明白大脑从工作模式切换到睡眠模式时,大脑中的物质会发生哪些变化。

接下来,我介绍一些能让这两种模式自如切换的具体方法。

能够自如切换这两种模式的最基本的方法就是变换周围的环境。

比如说,下班回家后的第一个动作是换衣服。

男性脱下严肃刻板的西装,换上宽松的家居服;女性脱下时尚干练的服饰,卸妆并换上舒适的便衣。通过这些简单的行为,促使大脑切换到睡眠模式。

不仅如此,虽然有时我们会在临睡前为第二天的工作做准备,或者看电视到很晚,但有些人可以通过洗澡来切换大脑的模式,也有人只需要进卧室躺到床上,大脑就会自动切换模式。总而言之,只要换个场

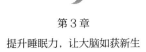

第 3 章
提升睡眠力,让大脑如获新生

景,我们的大脑就可以切换到相应的模式。

睡得晚的人大多数都是在熬夜上网,但是网络上的新信息会使人的大脑更加活跃,不利于入睡。

所以,临睡前应该尽量远离网络,并停止浏览社交网站或者邮件等,暂时将自己从网络世界中脱离出来。

每天按时起床,让自己神清气爽

优质睡眠带来的好处还有很多很多。

其中之一,就是让早起变得不再痛苦。那么,要怎么做才能神清气爽地迎接每一天呢?

我要强调一下,下面介绍的这个方法是以确保优质睡眠为前提的,那就是**每天在固定的时间起床**。有些人早上总是起不来,是因为大脑和身体还没有养成

想睡就睡

每天按时起床的习惯,反而习惯了每天早上都无法按时起床的状态。

大多数担心自己睡眠质量,或是生活不规律的人,首先想到的都是"每天按时睡觉"或者"早睡1小时也好",但其实这些并不是重点。我们真正需要关注的是起床时间。

我在前面已经说过,我们产生睡意的时间是由昼夜节律来决定的。每天早上沐浴着阳光,我们的大脑和身体就会感知到"早上了,起来干活吧",而在大约15小时后,身体会自动进入休息状态。

而随着大脑和身体进入休息状态,我们自然也就进入了熟睡状态。所以,坚持每天按时起床很重要。

我知道,要养成这个习惯很不容易,但它带来的好处有很多。养成按时起床的习惯后,不管加班到几点,不管几点睡觉,我们都能充分享受高质量的睡

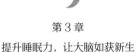

第3章
提升睡眠力,让大脑如获新生

眠。即使睡眠时长暂时缩短,但只要坚持每天在固定的时间起床,就一定能养成按时起床的习惯。

习惯了每天按时起床以后,从早上开始大脑就会变得活跃,工作也能处理得更好,而通过做这些事情又可以锻炼自己的能力,日积月累,最终就会成为你的优势。

说得夸张一点,只要每天早上都能神清气爽地醒来,你就能成为职场上的胜利者。

睡到自然醒,意识更清醒

各位,早上起床时,你们都是采用什么方式叫醒自己的?

绝大部分人应该都是依靠闹钟或是手机闹铃之类的工具吧?生活在这个注重时间管理的社会,闹钟已

想睡就睡

经成为人们的必需品。

著名画家巴勃罗·毕加索也说过:"工作是人类的必需品。所以人发明了闹钟。"

的确,闹钟可以在约定的时间叫醒我们,是一种很方便的工具。但是,这种方便有时也会变成压力。

从脑科学的角度分析人脑在刚醒来时的状态可以发现,比起被闹钟叫醒,自然醒后大脑的状态会更好。

但话又说回来,如果为了追求自然醒而导致睡过头,那可就是本末倒置了。

所以,接下来我教给大家一个小技巧,既能让闹钟给我们上一道"保险",又能心情舒畅地醒来。我的小技巧就是活用睡眠知识,养成在快速眼动睡眠时醒来的习惯,而不是在深度睡眠时强行把大脑唤醒。

根据90分钟的睡眠周期原理计算好时间,让闹

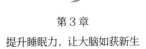

第3章
提升睡眠力,让大脑如获新生

钟在快速眼动睡眠期叫醒自己,这样起床时心情就会很畅快。

如果是在非快速眼动睡眠时醒来,就会破坏大脑熟睡的状态,醒来后会让人觉得没睡好。有时我们明明睡了很长时间,却没有酣畅的熟睡感,就是因为醒来时打断了睡眠周期。

那我们怎么才能知道自己什么时候处于快速眼动睡眠期呢?

我们可以利用比较空闲的休息日来确认这一时间。记下自己前一天晚上的睡觉时间和第二天自然醒来的时间,自然醒来的时间就是你的快速眼动睡眠时间。

举个例子,如果你晚上12点入睡,早上7点半自然醒的话,可以推测出除了7点半这个时间点,它的前后90分钟(早上6点和9点)也都属于快速眼

想睡就睡

动睡眠期。

只要明白了这一点,就能把握好自己的睡眠周期,推算出自己几点睡觉才能在快速眼动睡眠期醒来;同时也能避免拥有糟糕的起床体验。

总而言之,平时要弄清自己的睡眠规律,搞清楚自己何时入睡,何时进入快速眼动睡眠期,这些能帮助我们克服起床困难,让我们每天早晨都精神饱满地醒来。

还有一点不要忘记,因为每天的疲劳程度不同,睡眠机制可能也会发生一些变化,所以一定要养成规律的作息习惯。

早上起床,晒个太阳

前面我们已经提到过,希望大家从明天开始,每

第3章
提升睡眠力,让大脑如获新生

天早上醒来后先去晒个太阳。

沐浴阳光能促进血清素的分泌,而血清素具有唤醒大脑的作用。

血清素的分泌量增加后,大脑会向全身发送"起床"的信号,同时停止褪黑素的分泌,接着我们的大脑和身体就会恢复清醒状态。

所以,沐浴阳光对于增加血清素的分泌量是很有必要的。也许有人会问:"同样都是光,灯光不行吗?"是的,灯光不行,因为太阳光和灯光的光照强度①不同。

一般来说,灯光的光照强度为 100 ~ 2500 勒克

---

① 光照强度:单位面积上所接收可见光的光通量,单位为勒克斯,符号 lx。

想睡就睡

斯①，而太阳光的光照强度能达到灯光的10～100倍。

而且，太阳光对唤醒大脑至关重要。

即使是早上睡不醒的人，在充分沐浴阳光以后，体内的生物钟也会变得正常，整个身体都会觉得很舒适，这样睡意自然就会被打消，可以顺利地开启一天的生活。

我自己早晨醒来后，为了晒晒太阳，我通常会去一趟便利店，就当是晨间散步了。

这个办法在阴雨天同样有效，所以不必担心天气的影响。

反之，如果早晨不晒太阳，就会导致生物钟出现紊乱，扰乱正常的生活规律。最终的结果就是出现睡

---

① 勒克斯：光照强度的单位。在1平方米面积上1流明（lm）的光通量均匀分布时表面的光照强度为1勒克斯。

第3章
提升睡眠力，让大脑如获新生

不着或者起不来床的情况。

所以早上一定要好好晒一会太阳，开启新的一天。

只要记住这一件小事，你一整天的工作效率就能得以提升。

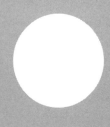 第4章

来一场"睡眠革命"吧!

想睡就睡

睡眠也要与时俱进

在本章的开头，我想对大家说："来一场'睡眠革命'吧！"

随着文明的不断进步，我们的生活也发生了巨变。在现代社会中，不管是早晨、中午还是晚上，我们做的事情都没什么差别。

但是如果追溯到文明的源头，我们就会发现一些很有趣的现象。在那个只能依赖太阳光生活的时代，人类的睡眠时间是很有规律的。首先在日落后会进入深度睡眠，然后中途会苏醒一次，接着再进入第二段睡眠。而这第二段睡眠，一般是比较浅的。

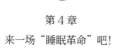

第4章
来一场"睡眠革命"吧!

如果说生物可以自由选择自己的睡眠的话,那么在种类如此众多的生物之中,总会存在那么一两个完全不需要睡眠的物种吧?但令人感到不可思议的是,这样的生物是不存在的。和人类比较接近的哺乳类和鸟类动物也都需要睡眠。也就是说,由于某种原因,睡眠对于一切生物来说都是必要的。

这一点在野生动物身上体现得尤为明显。野生动物在进食的时候会时刻注意隐藏身形,警惕外敌;睡觉的时候则会选择更加安全的地方,以储存能量。

婴儿的作息受生物节律的影响很大,但一天中还是会反复地睡睡醒醒。然而,等他们长大后,为了适应社会的节奏,就会逐渐掌握白天活动、夜晚睡觉的生活规律。这就说明,随着社会的进步,我们的睡眠习惯也会发生变化。我们现在之所以能够在白天保持清醒并努力工作,是因为我们养成了现代人的生活习

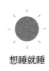

想睡就睡

惯,这是适应文明社会要求的生存方式的结果。

而这样的生活方式,一方面使现代人拥有了令人惊叹的丰富知识和探索能力;另一方面也极大地增加了人们患上失眠及其他不良生活习惯的可能。

所以我认为,为了在现代社会中生存下去,掀起一场"睡眠革命"的诉求正在变得越来越迫切。

通过睡眠对自己的生活方式进行改革,也许就是在现代社会取得成功的制胜法宝。

开启一场"睡眠革命"吧!

我们在思考"睡眠革命"时,首先要意识到睡眠对于日常生活来说是一种创造性的行为。

即使有的人睡眠时间相同,但相比之下,高质量的睡眠更能彻底消除疲劳,让我们每天早上都神清气

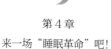

第4章
来一场"睡眠革命"吧!

爽地醒来,并且能迅速投入到新一天的工作中去。

这样一来,白天的工作效率自然也能得到提高,从而减少不必要的加班,留出更多放松和睡觉的时间。长此以往,就能形成高效利用时间的良性循环。而实现这样理想的局面的前提是要有意识地改善自己的睡眠。

将睡眠力和工作效率结合起来思考就会发现,员工的睡眠质量低下对于企业来说也是一项比较大的风险。

一直以来,睡眠都被认为是个人问题,企业一般不会细致到去关心每一个员工的睡眠状况。

但实际上,如果一个企业希望自己的每个员工都能发挥出更高的水平,做好更好的业绩的话,那么睡眠是一个不可忽视的要素,因为睡眠质量在很大程度上影响着员工的工作表现。特别是在日本,那些支撑

想睡就睡

着企业发展,活跃在一线的工作人员以及管理层,对于睡眠的重视程度远远不够。

美国航空航天局(NASA)一直在积极地研究,宇航员在空间站等宇宙空间中应该采取怎样的睡眠周期。

太空中的工作纷繁复杂,如果宇航员们睡眠不足,不仅会导致工作效率降低,更重要的是可能会引发事故。美国航空航天局研究宇航员的睡眠周期就是为了尽可能规避这些风险。

风险专家劳伦·布莱克威尔·兰登表示,"睡眠不足可能会增加犯错的概率,而且会对宇航员的健康状况和团队合作带来负面影响",据说基于这一认识,NASA的飞行外科医生史密斯·约翰逊为宇航员们精心设计了日程表,其中规定了睡眠和假寐的时间段,甚至连什么时候戴墨镜遮光都有规定。

第4章
来一场"睡眠革命"吧!

连以世界上宇宙开发预算最充足、技术最先进而闻名的NASA都意识到了改善睡眠习惯的重要性,并正在将之付诸实践。

我们的工作固然不能和宇航员相提并论,但是从通过提高注意力来提升工作效率、做出成绩等这些方面来考虑的话,睡眠已经不仅仅是个人问题,而是关系到每一个员工身心健康的社会问题,所以企业应该重点关注。

这也是企业应该进行"睡眠革命"的原因之一。

提升睡眠阈值

你每天都能睡得很熟吗?

你曾有过明明想一觉睡到天亮,却在夜里醒来无数次,完全睡不沉的经历吗?

想睡就睡

我们不能否认,睡眠时长当然很重要,但是在进行睡眠革命的时候,好好思考一下自己真正能熟睡的时长同样重要。

即使每天能睡够7小时,如果这段时间里始终没有进入熟睡状态的话,那么工作效率可能会降低;反过来,即使一天只睡5小时,但是从头到尾都睡得很熟的话,那么工作效率也可能会提升。

而关系到我们能否熟睡的重要因素就是**睡眠阈值**。

"阈值"这个词在物理学或者工程学领域比较常用,是指一个效应能够产生的最低值或最高值,也叫临界值。

简单来说,了解自己的睡眠阈值,就是了解自己能够达到的熟睡程度。

有些人夜里稍微有一点声响就会被惊醒,对于各

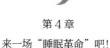

第4章
来一场"睡眠革命"吧!

种刺激都比较敏感,这样的人睡眠阈值较低,也就是我们所说的睡眠浅。除此之外,经常起夜的人睡眠阈值也比较低。有人只要稍微想上厕所就会立刻醒来,也有人睡着后完全不需要上厕所,可以一觉睡到早晨。这都与睡眠阈值有关。

我自己可以说是一个睡眠阈值比较高的人。

另外,睡眠阈值高的人即使在半夜醒来,也会立刻再次睡着,所以早上醒来后就会有"昨天睡了个好觉"的酣畅淋漓感。

在睡眠医学领域中,已经有很多关于熟睡或者提高睡眠阈值的研究。而我推荐的方法是:**白天给予大脑和身体适度的疲劳感。**

每天早早投入工作的人,一般都能在一天结束的时候产生充实感和适度的疲劳感。这其实就是获得优质睡眠的秘诀。

想睡就睡

怎样才能让每天的生活过得更充实呢?

只要时刻铭记上面这个问题,时刻反省自己,就能从早到晚都不浪费时间,到了一天结束的时候,我们的大脑就会接收到"今天很努力"的信号,然后释放出多巴胺,从而提高睡眠阈值,到了晚上就能睡得很好。

而我们的大脑和身体在夜晚所体会到的充实感和疲劳感中最重要的部分是"一天中发生的好事"。回顾这部分的记忆,对于提高睡眠阈值尤其有效。

回忆今天工作中进展顺利的事情,或是高兴的事情,多夸夸自己,这样不仅会让自己第二天更有活力,而且会让自己当晚睡得更熟。

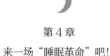

第4章
来一场"睡眠革命"吧!

变身成为"睡眠运动员"

睡眠不足会导致人的注意力无法集中,工作进度也会受阻,我想这一点许多上班族应该都深有体会。那么,为什么睡眠不足会影响注意力呢?脑科学的研究证明,这是因为在睡眠不足的情况下,大脑的某些区域会频繁地突然停止活动。

只需要熬一次通宵,这些症状就会立刻显现出来。所以如果想要工作顺利进行,就要认识到睡眠的重要性。

如果忽视了睡眠问题,那么不管我们有多注意饮食和运动,都没有意义,依然无法避免工作效率低下。所以我在此呼吁大家,请变身成为"睡眠运动员"吧!只有进一步激发大脑的活力,才能工作得更好。我将这一角色称为"sleep athlete"(睡眠运

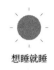

想睡就睡

动员）。

"sleep athlete"，指的是活跃在第一线的职场人士或者顶级运动员所具备的一种意识，他们认为，为了调整好大脑和身体的状态，需要将睡眠当作工作的一部分。

通过这种做法，能让大脑更加清醒，并且保持一整天的高效运转。换句话说，睡眠革命的观点之一就是，睡眠和商务活动一样，都要注重战术。

而成为"睡眠运动员"最重要的一点就是**把夜晚的睡眠放在生活的中心位置。**

以入睡时间为起点倒推时间，在规定的时间内高效地完成工作。只要记住这一点，就能逐渐培养出"睡眠运动员"所需的能力。

"我身体很好，多少有点睡眠不足也能撑过去。"这种轻率的想法很不可取。睡眠不足的人才更应该做

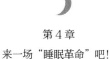

第 4 章
来一场"睡眠革命"吧!

出改变,所以不妨试着努力成为一个合格的"睡眠运动员"吧!

越是想要提升工作效率,想要最大限度地展现自己的能力,就越应该将睡眠放在第一位。

睡眠能让身体变得强健

成为一个优秀的"睡眠运动员"后,优质睡眠带给我们的好处远不止这些。

在实验室,科学家们发现,改善小白鼠的睡眠能够极大地提高它们的自愈力和免疫力,所以科学家们推测,在人类的身上应该也会有同样的效果。

所谓自愈力,是指内部和外部环境发生变化时,有机体能够保持体内环境相对稳定的倾向和机制,也叫"体内平衡"。这一机能使生物体拥有治愈伤口和

想睡就睡

疾病的能力。

而自愈力降低的主要原因一般是饮食不均衡、过度劳累、压力过大以及睡眠不足。

除此之外,睡眠还和免疫力有关系。我们常说"感冒以后最好多休息",这句话非常恰当地表达了睡眠和健康之间的关系。因为,人类的身体构造决定了我们确实可以通过睡眠来提高免疫力,从而使疾病自然痊愈。所以,感冒的时候要充分休息,这有利于免疫系统开展工作,甚至有时候好好睡一觉,醒来后症状就完全消失了。

反之,如果长期睡眠不足的话,身体的免疫力就会下降,面对病毒的入侵会变得毫无还手之力,也更容易患上感冒之类的疾病。

看到这里我相信大家都能明白,只有保证优质的睡眠,身体的自愈系统才能发挥功效。

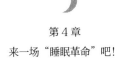

第4章
来一场"睡眠革命"吧！

睡眠能让身体变得强健。这话说得一点也不错。

无法入睡时，打开"默认模式网络"

现代社会中，上班族们的大脑中总是充满了各种任务。

眼前有堆积如山的问题等着我们去解决，钻进被窝也睡不着，这样的情况应该并不少见。而当夜晚无法入睡时，不知道大家会不会产生这样的想法——"明天还要上班，必须赶快睡觉！"

或许还有一部分人在睡不着的时候会采用老办法，开始数"一只羊、两只羊……"但是，从脑科学的角度来说，这些方法都是错误的。

所谓的睡眠，指的是大脑停止处理外界信息而专心休息的状态，所以如何清空大脑才是我们应该思

想睡就睡

考的。

我自己偶尔也会有睡不着的时候,但即使睡不着,我也会闭上眼睛静静地躺在床上,尽量不去想任何事,让大脑保持空白状态。

之所以需要清空大脑,是因为安静地闭目养神时,大脑也能进行一定程度的休整。在这种静息状态下仍存在较强自发性活动的脑区,脑科学界称之为"默认模式网络"。

默认模式网络具有统筹运动、感情、记忆、情景等各个脑区活动的作用。

默认模式网络在人的大脑中是一个很特殊的存在。一般来说,人在专心做某件事时,大脑是很活跃的,但只有默认模式网络不同,它在静息状态下,即什么都不想的时候才会活跃起来。

也就是说,当我们的大脑不关注外界,处于清醒

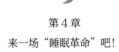

第4章
来一场"睡眠革命"吧!

的休息状态时,默认模式网络是最有活力的。

生活中有些人很喜欢戴眼罩睡觉或休息,在夜晚准备睡觉或者白天小憩时都会戴上眼罩。

这就是非常典型的促进默认模式网络进行活动的行为。只要切断来自外界的信息,即使睡不着,也可以将大脑切换至睡眠模式。

此外,之前提到过的步行禅也是一个清空大脑杂念的好方法。通过激活大脑中的默认模式网络,可以让自己才思泉涌,收获很多新奇的创意。

总而言之,睡前清空大脑中的一切杂念,尽量什么都不想,这有利于默认模式网络发挥作用。而默认模式网络活跃起来后,又能使大脑在睡前顺利进入睡眠模式,这样既做好了睡前准备工作,又能保证自己的优质睡眠。

想睡就睡

睡眠的良性循环可以使大脑时刻保持状态

有意识地进行睡眠革命,就能进一步提高睡眠质量。

提高睡眠质量后,每天早上都能让自己神清气爽。

每天早上神清气爽地醒来后,就能让大脑迅速进入状态。

大脑进入状态后,就能高效地利用好清晨的宝贵时光,工作效率也能得到快速提升。

这才是睡眠良性循环的最高境界,你们觉得呢?

这样一想就可以发现,每天保证优质睡眠并早睡早起的生活方式能带给我们很多益处。

对于我们来说,若不想每天被时间追赶得手忙脚乱,最好还是提前做好准备,"领先于时间"的生活方式更有利于释放压力。

第4章
来一场"睡眠革命"吧!

比如,你跟别人约好了时间要见面,结果拖到最后一秒才动身,那你的心里肯定会非常焦虑,而且工作效率也会降低。再比如,如果你总是在截止日期前一天才开始赶工,那肯定无法做到游刃有余,工作质量也势必会受到影响。

而如果能早早起床,提前开启新的一天的话,不仅能按时完成任务,还能有一些剩余的时间。就像三菱和谷歌等公司宣扬的那样,"80%的时间用来工作,剩余20%的时间用来挑战新的事物",利用好这些节省出来的时间,能给人生带来巨大的改变。

怎样才能节省这20%的时间呢?最简单的办法就是提高睡眠质量,让自己每天早上都保持良好的精神状态。

我曾经做过家庭教师和补习班的讲师。

当时,我发现成绩不理想的孩子都有一个共同

想睡就睡

点,那就是喜欢拖延。经常是把一些不得不做的任务拖到最后,结果到了要提交的时候还没做完。而成绩比较好的孩子也有一个共同点,那就是他们总是在与时间赛跑,提前把该做的事都做好,然后利用剩下的时间看看书,放松一下。

总而言之,早起能让你始终处于领先地位。

我每天早上6点起床,到出门为止我大概有2小时的时间可以支配。

首先,起床后为了晒晒太阳,我会先去一趟便利店。回到家后先休息5分钟,再打开电脑开始查阅邮件、写稿子等,做一些创造性的工作。而我的大脑会在起床后迅速进入工作状态,支持我的这些活动。

我之所以能做到这一点,是因为经过一整晚的优质睡眠,我的大脑恢复得很好,能够以饱满的精神状态迎接新的一天。

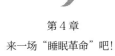

第4章
来一场"睡眠革命"吧!

巧用大脑的节律同步化

对于大多数上班族来说,清晨的时光很宝贵,不希望被任何人打扰。换句话说,这段时间也是改变自己生活方式的绝佳时机。

就拿我自己来说,在早上6点至8点的这段时间里,我有很多可以自由支配的时间,用来尝试做新的工作,或者读读书、看看新闻,让自己获得更多信息,这对于我自己的人生来说是很有益处的。

除此之外,我会尽量让早晨的活动变得有规律。这样一来,大脑就不必花费多余的精力去思考,可以利用**节律同步化**使我的精力更集中,遵循一贯的步调顺利地开展工作。

相扑力士在交手前总是会做同样的动作,职业棒球赛选手进入击球区后也会摆出固定的姿势,这都是

想睡就睡

为了利用大脑的节律同步化让自己快速进入状态。

人们常说"早上最适合创作",我个人也很赞同这种说法。我认为早上醒来后的前三个小时是一天中大脑生产力最高的黄金时间,所以建议大家一定要珍惜。

之所以这么说,是因为每天从早到晚,随着时间的流逝,我们的大脑所感受到的疲劳也在逐渐加重。关于这方面的详细内容,可以参考我的另一本书《善于用脑者的早晨》(河出文库)。

从这一角度来说,我们的大脑在早上正处于蓄势待发的全新状态,所以不仅限于创作,这个时候想做什么,都可以迅速地沉浸其中。

而且,只要在清晨开动脑筋做过一项工作,那么在接下来的一天中,你都会无意识地继续做这项工作,这对于提高工作效率很有帮助。

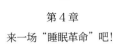

第4章
来一场"睡眠革命"吧!

即使白天我们在做其他的事情,大脑也会无意识地继续思考早上做的那项工作。因此,到了傍晚,我们或许就可以找到解决问题的办法了。

早餐是大脑最大的能量来源

现在的上班族都很忙,不吃早餐的人也越来越多。但是为了从早上就开始激发大脑的活力,早餐是必不可少的。

人们总是错误地认为人在睡觉的时候大脑也在睡觉,但实际上,大脑在我们睡觉时依然非常活跃,所以,睡觉时和清醒时大脑所消耗的能量相差无几。而睡眠中我们是无法进食的,因此早上起床的时候,大脑已经处于"空腹状态",急需补充能量。

这话听起来可能很意外,我们的大脑其实很贪

想睡就睡

吃,尤其是早上,它会非常饥饿。而大脑的唯一能量来源就是葡萄糖,它通过从血液中摄取葡萄糖来维持运转。

葡萄糖主要存在于米饭、面包以及面条等碳水化合物中,吃完这类食物大约30分钟后,就会有源源不断的葡萄糖被输送到大脑。血液中葡萄糖的浓度,就是我们常说的血糖值。一天中血糖值最低的时候就是早上刚起床时。

也就是说,早上起床时我们的大脑正处于"弹尽粮绝"的状态,如果饿着肚子去上班,那大脑自然是无法正常工作的。

根据我自己的亲身经历,早餐最好的选择就是吃**米饭**。

米饭在进入消化系统后能够迅速转化为葡萄糖并被血液吸收,所以它能够在短时间内提高人的血糖

第4章
来一场"睡眠革命"吧!

值。简而言之,**早餐吃米饭,能够快速补充葡萄糖,为大脑提供能量。**

估计有人要问了,吃或者不吃早餐到底会有多大的影响?

关于吃早餐的人和不吃早餐的人在记忆力方面的差别,科学家们曾进行过对比研究。

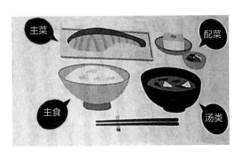

"茂木式"能量早餐(米饭版)

能量早餐的注意事项:

①米饭能够快速补充葡萄糖

②早餐能帮助人们调节生物钟

想睡就睡

③不吃早餐会导致记忆力和创造力下降

有研究结果表明，吃早餐的人明显学习成绩更高。而且，吃早餐的人在计算能力和创造力方面的表现也更好。

另外，从生物钟的角度来看，吃早餐是一个非常自然且很重要的行为。

从入睡到起床的这段时间，比如凌晨4点左右，人体中肾上腺皮质激素的分泌量会急剧上升。这意味着我们的大脑和身体已经开始期待早餐给它们补充能量了。

这些研究都表明，不吃早餐就去上班的话，记忆力和创造力都会显著降低，所以工作效率也会受到影响。作为大脑的能量来源，我们应该充分认识到早餐的重要性。

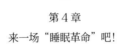

第4章
来一场"睡眠革命"吧!

下面我总结了几个通过吃早餐给大脑补充能量的注意事项,供大家参考。

首先在确保饮食规律的前提下,我建议早上可以吃一些米饭、面包之类的能迅速提高血糖值,快速补充葡萄糖的食物。

只不过需要注意的是,对于大脑来说,葡萄糖并不是越多越好。这一点不仅限于早餐,任何一顿饭,如果糖分摄入过多,都有可能导致大脑变得迟钝。

在紧张的工作结束后,如果想要放松一下身心,可以适量地吃一些巧克力之类的甜食。

自我管理能力决定你的成败

事业成功的商界巨人或者业绩突出的销售精英,这两类人的故事我们一定都没少听说。

想睡就睡

他们都有一个共同点,那就是大多有早起的习惯,而且生活方式基本上都是清晨型的。

为什么这些成功人士都习惯早起呢?

实际上,早起的习惯在日本自古有之,有一句古话叫"日出而作,日落而息"。也就是说,从前的人们都是根据太阳的移动方位来合理安排一天的时间,高效地完成工作的。

除此之外,还有一句广为流传的谚语:"早起能得三文钱"。意思是早起总能得到一些利益。三文是指江户时代所使用的货币三枚,代表微不足道的一点钱。所以这句话的意思是,早起对于时间安排和身体健康都是有好处的。

从这些俗语中我们很容易就能看出,珍惜清晨时光是老辈人留下的经验,从前的人们都是很注重高效利用清晨时光的。

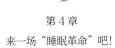

第 4 章
来一场"睡眠革命"吧！

早起是人类生活中本就存在的原始智慧。

我个人认为，早起能得到的好处远远不止"三文钱"。

如果每天能早早起床，从清晨就开始全力投入工作的话，注意力自然也能高度集中，这更有利于挖掘自身的价值；而找到价值后就会进一步获得工作的乐趣，如果还能被上司表扬，那就更有动力工作了。现在，大家应该明白，为什么那些出类拔萃的成功人士都习惯早起了吧。

在我看来，那些每天早上踩着点儿慌慌张张地冲进公司，或者即便人到了公司大脑也处于停滞状态、需要很长一段时间才能进入工作状态的人，说到底都是对自己太过纵容了。

当然，早起的前提是生活作息要有规律，如果前一天的作息比较紊乱，那么即使想早起也做不到。

想睡就睡

如果在睡眠不足的状态下还硬要逼着自己早起的话,反而会造成注意力、记忆力和判断力下降,百害而无一利。

养成早起的习惯,是我们在现代社会生存所具备**的最基本的自我管理能力。**

从某种意义上来说,我们需要对自己再严格一点。

我常常听到有些人说,他们在学生时代很懒散,总是一觉睡到中午,但是进入社会之后责任感陡然而生,于是每天都能按时起床。所以,我想说的是,早睡早起是每个人都可以做得到的事。

从脑科学的角度来说,早晨是一个人注意力最集中、创造力最强的时候。能够利用早晨的时间处理重要工作的人和早上睡到快迟到的人,二者的差距一目了然。

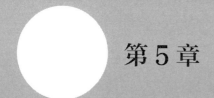

第5章

大脑的"二次唤醒法"——短时间小睡

想睡就睡

利用碎片时间小睡,让大脑再次焕发生机

在本书的最后一章,我将运用脑科学知识,向大家介绍一种既能消除因睡眠不足而产生的疲劳感,又能最大限度地提高工作效率的方法,那就是"小睡"。

若是一大早就开始全神贯注地工作,大脑自然会逐渐产生疲劳感。如果感到劳累和困倦,并且工作效率也有所下降的话,不妨小睡一会儿。

每天加班到很晚,又要参加朋友聚会或是公司应酬,这种长期睡眠不足的生活很容易使我们在工作时被睡意侵袭。

而且就算我们睡眠充足,春日里暖洋洋的阳光也

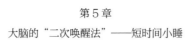

第 5 章
大脑的"二次唤醒法"——短时间小睡

会晒得人迷迷糊糊;吃过午饭后也会感受到强烈的困意……这些经历大家应该都不陌生。

面对白天突如其来的困意,相信大家都有自己的解决办法,比如喝咖啡、嚼薄荷味口香糖或者做一做伸展运动等。但我认为效果最好的方法还是小睡一会儿。

小睡的作用不仅限于弥补睡眠不足,还能让大脑再次恢复活力。小睡过后,工作效率也能得到提升。事实上,每天都要处理大量工作的人,一般都很善于使用这个方法。

关于小睡的方法,许多电视节目、杂志以及书籍上都有介绍。**对于我们的大脑来说,比较有效的是短时间的小睡**。如果你午休的时候有时间小睡的话,那就抓住一切机会睡一会儿。

小睡消解疲劳的效果很好,短短 15 分钟的睡眠

想睡就睡

就能让我们精神焕发地迎接下午的工作。

虽然时间并不长,但足以让我们的大脑恢复到接近清晨的状态,这对于提升我们的工作表现很有帮助。

不过也有些人中午没有时间小睡,那也可以利用坐交通工具的时候,比如在坐公交车、地铁时稍微睡一会儿,同样可以起到恢复精力的作用。

短时间的小睡对身体健康也很有利,就算只是稍微眯 5 分钟,也足以让大脑清醒过来。

总而言之,白天当你感到工作劳累时,如何让大脑重新恢复到早上刚起床时的状态,决定了你一整天的工作表现。

伟人大都喜欢小睡

在深入了解小睡这件事后不难发现,历史上很多

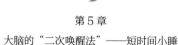

第 5 章
大脑的"二次唤醒法"——短时间小睡

伟人都有小睡的习惯。

比如,我们前面提到过拿破仑一世每天只睡 3 小时,但据说他也有午睡的习惯。我们可以从拿破仑一世的亲信路易·德·波里涅留下的回忆录中找到相关记载,他在书中写道:"拿破仑有时会在会议中或者骑马时打盹儿。"

除了拿破仑一世,一生中拥有 1300 多项发明的美国著名发明家托马斯·爱迪生也是习惯小睡的其中一人。据说,爱迪生是典型的短睡者,晚上只需要很短的睡眠时间,但他每天中午都会在固定时间午睡。

而以超现实主义的作品闻名于世的天才画家萨尔瓦多·达利为了获得绘画的灵感,会以一种有趣的方式进行小睡。

入睡前,他经常坐在椅子上,手里握着一只勺子悬在半空,在勺子下方的地板上放一个银盘子,然后

想睡就睡

慢慢进入睡眠状态。

在入睡的一刹那，勺子哐当一声掉进盘子里，达利便立刻醒来，从刚刚意识中残留的景象里寻找灵感。

意大利文艺复兴时期的巨匠列奥纳多·达·芬奇也有自己独特的小睡方法，他每工作 4 小时就会睡 15 分钟。

据说，达·芬奇以 4 小时为单位，将每天的时间平均分为 6 份，所以一天总共睡 1.5 小时。

此外，领导英国人民赢得了第二次世界大战的英国政治家温斯顿·丘吉尔长期以来的作息习惯是每天早上 8 点起床，凌晨 3 点就寝，但他保持着每天午睡的习惯，甚至在英国议会的会议室里也放了张床。这样的趣事流传至今。

再说一位我们日本人更熟知的人物，第一个获得诺贝尔奖的日本人——理论物理学家汤川秀树，他也

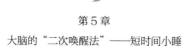

第 5 章
大脑的"二次唤醒法"——短时间小睡

有小睡的习惯。甚至传闻他构想出介子理论的时候刚好是在半睡半醒之间,而正是这项著名的理论让他获得了诺贝尔奖。不仅如此,他在睡觉前一定会在枕边放上笔记本和铅笔,以便及时记录在意识模糊之际一闪而过的灵感。

那位家喻户晓的福泽谕吉也在《新订福翁自传》(岩波文库,1978 年)中写道,自己总是不分昼夜地读书,困了就伏在桌子上睡一会儿,或者枕在壁龛①上休息。

为什么这么多名人都有小睡的习惯呢?其实,**小睡不仅能消除疲劳,还能提高我们的创造力和想象力。**

---

① 壁龛:设于日式房间正面上座背后,比地面高出一阶,可挂条幅、放置摆设、装饰花卉等的地方。

想睡就睡

通过这些脑科学知识和我自身的经历可以说明，养成小睡的习惯有利于发挥人的创造性，因为它可以使负责创造灵感的右脑变得更加活跃，因此人更容易获得独特的创意。

工作上也是如此。我们的大脑在处理精密的工作，如思考策划方案或者进行复杂计算时，最多只能坚持 1 小时。超过 1 小时大脑就会因过于疲劳而无法正常运转。

在这种时候小睡一会儿，让大脑得到适当的休息，等到大脑和身体都恢复活力时再去进行精密作业，效率会得到大幅度提升。

美国接连发生空管员"睡岗"事件

在讲述小睡的重要性时，我想向大家介绍一个具

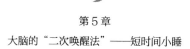

第 5 章
大脑的"二次唤醒法"——短时间小睡

体的事例。

2011 年,美国接连发生空中交通管制员(简称"空管员")在工作岗位上打盹儿的事件。

作为对这些事件的回应,美国政府作出指示,修改了美国联邦航空局空管员的作息规定,比如将倒班之间的休息时间,从 8 小时提高到 9 小时等。

对此,美国联邦航空局局长兰道夫·巴比特表示:"空管员的工作伴随着重大的责任。部分缺乏专业素养的人员在工作时间打盹儿的行为是绝对不可原谅的。"最终,为了平息一系列的风波,美国联邦航空局负责空中交通管理工作的首席运营官汉克·克拉科夫斯基引咎辞职。

不仅如此,面对接连不断的空管员值班打盹儿事件,当时的美国总统贝拉克·奥巴马在接受电视采访时也提到了这个问题,他表示需要重新审视航空管制

想睡就睡

系统,再次确认空管员的人数是否充足,以及是否有充分的休息时间。

为了解决这一问题,据说美国联邦航空局的干部纷纷巡视主要机场所在的城市,在了解空管员实际工作状况后,呼吁机场严格遵守轮班表。但是,有专家提出批判的意见,称空管员睡眠不足的问题已经成为常态,"仅有这些改善措施,还不足以解决问题"。空管员的工作关乎无数人的生命,但就算是这样责任重大的人也无法战胜睡意。

因此,美国国家运输安全委员会建议空管员每天"进行26分钟的午睡"。单看这条建议,可能会让人觉得20~30分钟的小睡是最科学的,但是关于这个"26分钟"的时长,有部分专家仍然持怀疑态度。

在这个问题上我也有同感。关于小睡这件事,现在实在有太多的专家都在表达各自的见解。

第5章
大脑的"二次唤醒法"——短时间小睡

德国杜塞尔多夫大学的研究表明，6～10分钟的小睡就已经能产生效果了；但也有专家持不同意见，认为60分钟的小睡能够让大脑在10小时内持续保持活跃状态。除此之外，还有一种观点认为，小睡的时长应该是90～120分钟，让大脑经历完整的睡眠周期，这样更有利于人恢复精力。所以说，关于小睡应该睡多长时间这个问题，现在并没有一个定论。有时我们不那么困倦，可能只是偶尔打个哈欠的程度；但也有时会困到意识模糊，应该视具体情况而定。而我想推荐大家尝试的方法，是**在困意来袭时进行短时间的小睡。**

小睡的关键是能否根据需要随时随地睡着。只要具备这个能力，就能击退日常生活和工作中产生的睡意。我自己在坐交通工具的时候也会利用碎片时间，能睡则睡。

想睡就睡

作为一名脑科学家,有一点我可以肯定,那就是我们在工作时的清醒程度越低,就越容易打盹儿,犯错的概率也就越高。

当我们感受到困意的时候,会更加频繁地造成工作失误。有数据显示,从事计算机操作等工作的人,一天中犯错概率最高的时候是深夜,其次就是下午2点到4点。这就是最好的证据。

所以,在感受到轻微的困意时最好立刻去小睡一会儿。即使只睡很短的时间,也足以让大脑恢复清醒,这不仅能减少工作上的失误和意外,还能使人注意力高度集中,提高工作效率。

此外,随着年龄的增长,睡眠力会逐渐衰退,受失眠困扰的人也会逐渐增多。经常失眠的人在工作时间打盹儿,以及产生工作失误的可能性会更大,所以养成小睡的习惯,让大脑时刻保持清醒是很重要的。

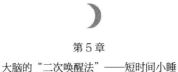

第5章
大脑的"二次唤醒法"——短时间小睡

为什么白天也会犯困

吃完午饭后,我们就要开始做单调乏味的工作了。

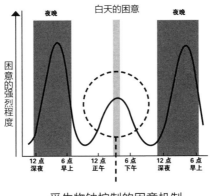

受生物钟控制的困意机制

开例会、不得不看一些无聊的资料……这些令人忍不住犯困的时刻,相信大家应该都经历过。

午饭过后涌上来的困意不仅会使工作效率低下,而且可能引发工作失误,这个时期可以说是一天中困意最浓的时间段。

想睡就睡

下面我们仔细思考一下午后产生困意这个问题。

为什么吃完午饭就会犯困?

吃完饭后,食物进入胃里,这时副交感神经开始发挥主导作用,并且由于血液都集中到了消化系统,头部的血液有所减少,所以就会犯困。这个说法虽然也有一定的道理,但是我们犯困的原因其实和体内的生物钟有关。事实上,过去已有研究证明,即使不吃午饭我们下午也会犯困。

我们感受到困意的时间段会受到因日复一日的重复而牢牢刻在体内的生物钟影响。生物钟负责调控我们睡眠与清醒之间的平衡,它的工作机制决定了我们一天之中会感受到两次困意。这两次困意中,最强烈的一次出现在凌晨 2 点到 4 点左右。但由于这段时间我们通常都在睡觉,所以意识不到困意的来袭。

而第二次感受到困意是在下午 2 点到 4 点左右。

第5章
大脑的"二次唤醒法"——短时间小睡

这不是因为我们吃了午饭所以犯困,而是由我们的生物节律来决定的。换句话说,是我们人类非常自然的反应。

说得再具体一点,困意机制和前一天的睡眠时间基本上没有关系。**前一天睡得再怎么熟,也没办法避免白天犯困**。这是已经刻在现代人骨子里的,非常正常的生物节律,所以没有必要担心自己是不是睡眠不足。

但话又说回来,午后的困意会使我们不管是工作还是学习都无法发挥出正常水平。更不用说,如果晚上没睡好的话,睡眠不足会让白天的睡意更加强烈。

虽然小睡能产生一定的效果,但是它的效果不足以弥补夜晚的睡眠不足,所以我们要在保证夜晚睡眠充足的前提下,通过驱散白天的困意来提高大脑的运转速度,从而提高自己的工作和学习效率。

想睡就睡

为此,我们需要进行**战略性小睡**。

战略性小睡,让困意无处可逃

了解了我们一天中产生困意的规律后,希望大家都能在工作中给自己留出一点小睡的时间,也希望企业能重视这个问题,主动将小睡纳入工作时间安排中。

前面我们已经反复强调过,夜晚的优质睡眠对于工作来说非常重要,但实际上,我们并不是每天都能睡得很好。

所以,尤其是在睡得不好的日子里,我希望大家都能主动地采取应对方法,通过小睡让大脑快速清醒过来。

关于小睡的效果,以及如何提高小睡的质量,学

第 5 章
大脑的"二次唤醒法"——短时间小睡

界已经有了一些研究成果,供大家参考。

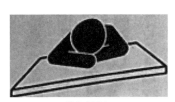

趴在桌子上

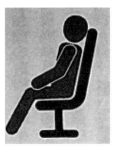

靠在椅子上

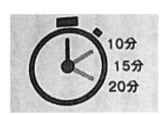

定好闹钟

时长(实际睡眠时间为 10～
15 分钟,考虑到入睡前
的时间,总共 20 分钟)

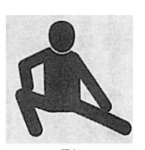

醒来

环境(减少光线和声音干扰,
关灯或戴眼罩、耳塞等)

苏醒(沐浴阳光,活动身体)

想睡就睡

比如,我们可以设定下午2点左右醒来工作,在这之前小睡一会儿有助于大脑恢复活力,防止因午后困意来袭、注意力涣散而造成工作失误,或者通过小睡来转换一下心情也是好的。

为了不耽误工作,**最现实的做法应该是利用午休时间,拿出15～30分钟来小睡。**

虽然时间不长,但是只要能让大脑恢复清醒,下午的工作效率就会提升。

为此,我们需要了解正确的睡眠方法。

明明已经小睡了,但是醒来后却很难受,或者没有完全消除困意。相信这样的经历大家也都有过,原因就是睡眠方法出现了问题。

首先是睡觉的姿势。**趴在桌子上睡,或者靠着椅子、沙发睡是最好的,有利于大脑进入睡眠状态。**当然,躺在沙发或者床上睡也能让大脑得到休息,但是

第 5 章
大脑的"二次唤醒法"——短时间小睡

由于环境太过舒适，很容易睡不醒或起不来。

所以，**小睡的关键就在于姿势不能过于舒适。希望大家能记住，小睡的目的只是让大脑得到暂时的休息，而不是让身体完全放松。**

可能有时我们无法迅速进入睡眠状态，这时不必强迫自己入睡，只需要**闭上眼睛，清空大脑，一样可以达到休息的效果。重要的是，我们自己要清楚地知道这时大脑处于休息状态，正在慢慢恢复活力。**还有，不要忘记给自己创造一个适合入睡的环境。

为了防止强光刺激，可以调暗房间的光线，或者用眼罩、手帕等东西蒙住眼睛。除此之外，声音也很重要，要尽量选择没有杂音的地方。

接下来，我想讲的是从小睡中醒来之后的做法。如果睡醒后直接开始工作，那么很有可能出现精神恍惚，无法集中注意力的情况。**所以，最好先从座位上**

想睡就睡

站起来,去晒晒太阳、做做伸展活动,给大脑一个清晰的"起床"信号。

我再补充一点,小睡开始的时间太晚或者睡的时间过长都可能会影响夜晚的睡眠,所以建议大家避免这两种情况。如果小睡的时间太长,就会导致晚上睡不着;晚上的睡眠时间减少又会导致第二天睡眠不足,结果就是第二天的小睡还是会睡很长时间。这样一来很容易形成恶性循环,所以一定要注意小睡的时长问题。

那么,什么样的小睡方法才能高效恢复脑力呢?

首先,**每天要在固定的时间小睡**。如果小睡的时间不规律,可能会导致醒来后大脑清醒不过来。

其次,午睡的时间最好选择在中午 12 点到下午 3 点。

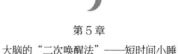

第 5 章
大脑的"二次唤醒法"——短时间小睡

养成职场小憩习惯

我认为日语中"午睡"这个词,多数情况下都带有一种消极的色彩。我们似乎总是无法认可在工作时间打瞌睡的行为。

但是在英语中"power nap"(小憩)这个词的含义是非常积极的。它是指我们为了提高记忆力和工作效率,恢复自身精力而有目的、有计划地采取的短时间睡眠。而"nap"的意思就是午睡或者其他时间的小睡。

"power nap"一般指的是 15 ~ 30 分钟的短暂睡眠。这一概念是由康奈尔大学心理学教授詹姆斯·马斯提出的。

他列举了以下几个小睡的效果。

想睡就睡

- 醒来神清气爽，工作和学习效率得到了提升
- 20分钟的午睡能提供8小时的充沛精力，比早晨多睡20分钟效果更好
- 缓解压力，降低压力激素水平
- 保护大脑，防止用脑过度
- 提高记忆力
- 使人变得更加活泼，激发创作欲望

实际上，美国的NASA也发布了30分钟小睡可以使认知能力提高40%的调查结果，现在已有许多美国企业采用了午睡制度。

另外，西班牙语中也有一个词叫"siesta"，同样是午睡的意思。可以说，西班牙人的生活方式是完全符合这个词的意思的。在午后的这段时间里，他们都会暂时放下工作，享受一段舒适的午睡时光。

第5章
大脑的"二次唤醒法"——短时间小睡

小憩被认为是一种短时间内将睡眠作用最大化的睡眠方法,所以它更像是对夜晚睡眠不足的弥补。尤其是对于那些长期睡眠不足的人来说,这个方法格外有效。

关于小憩的时长,专家们也都各自有不同的见解,但我认为这些说法都缺乏科学根据。

就我个人而言,在工作中感受到些许困意的时候,哪怕只拿出10分钟时间也好,应该主动去小睡一下,以便让大脑稍稍休息一会儿。我在这个过程中逐渐摸索出了最适合自己的小睡时长。

现在有一些日本企业也已经意识到了小睡对于恢复大脑活力和提高工作效率的重要性,所以逐渐开始允许员工午睡。据调查,这些企业的员工普遍注意力更集中,工作积极性更高,企业整体的工作效率也得到了提升。

想睡就睡

在实行午睡制度时,重要的一点是让周围的人意识到"我正在小憩"。这样一来,午睡的人就不容易被打扰,即使中途客户打来电话,也不必强行起身去接电话。因为午睡时间比较短暂,所以在30分钟内给客户回电话就可以了,不会对工作造成很大影响。

所以,我建议大家不妨试着在日常工作和生活中养成小憩的习惯。但有一点需要注意,许多专家都强调,小憩的时间不宜超过30分钟。我也赞同这一观点,因为如果小憩超过了30分钟,大脑就开始进入深度睡眠(非快速眼动睡眠)。一旦进入深度睡眠,醒来后就会陷入一种叫作"睡眠惯性"(sleep inertia)的状态,这样不仅会使我们的疲劳感进一步加重,而且会使我们大脑中掌控判断能力的前额皮层暂时进入休眠状态,这种情况下大概需要30分钟才能完全恢复清醒。

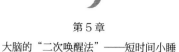

第5章
大脑的"二次唤醒法"——短时间小睡

前面已经介绍过人体的睡眠机制,在这里我想再重复一遍,我们的睡眠由深度睡眠和浅度睡眠两部分组成,以90分钟为一个周期。所以,养成小憩习惯的秘诀就是在进入深度睡眠之前苏醒,一般来说15～30分钟的时长比较合适。

而且有研究显示,白天15分钟左右的小睡不会对夜晚的睡眠产生很大影响。

小憩也有大作用,可以提高记忆力

迄今为止的脑科学研究结果显示,睡眠具有整理和巩固记忆的作用。现在有越来越多有力的证据证明,比起临阵磨枪地熬夜学习,夜晚睡眠充足以及白天的小睡对于提高学习能力更有效。

进行这项研究的是加利福尼亚大学伯克利分校的

想睡就睡

马修·沃克教授,他讲过这样一段有趣的话:"我们不仅要在学习后睡觉,还要在学习前睡觉。睡醒之后的大脑就像是一块干燥的海绵,做好了随时吸收新信息的准备。"

而加利福尼亚大学圣地亚哥分校的神经科学家——萨拉·梅德尼克副教授在过往的研究中也表示,"根据实际情况,安静地休息或者小睡有可能使记忆力得到很大的提升"。

我们所谓的记忆,最初是作为短期记忆储存在大脑的海马体中,只有睡觉的时候才会转移到位于大脑皮层的长期记忆"仓库"中。而大脑的工作不只是处理新信息,还要及时腾出记忆空间(大脑的存储器)来存储新信息。

我们的大脑在专注于某一件事的时候,脑细胞会非常活跃。但是如果长时间持续工作,就会陷入过热

第 5 章
大脑的"二次唤醒法"——短时间小睡

状态,这时为了进行自我防御,大脑就会发出睡眠信号。所以,在感受到困意的时候去小睡一会儿,有助于提高记忆力。

先喝咖啡再午睡,提神效果更好

要说在"战略性小睡"中最难解决的问题,可能就是如何能精神饱满地醒来了。

如果想通过小睡来驱散困意,那么就有必要掌握正确的方法来唤醒自己。我们经常说"洗把脸清醒一下",但这种方法的效果只能持续很短的时间。因此我想推荐的方法是"咖啡因小睡"。

所谓的咖啡因小睡,就是在小睡前大约 30 分钟的时候饮用咖啡或者红茶,这是一个非常简单的方法。

"啊?睡前喝咖啡的话会让人变得更清醒,根本

想睡就睡

睡不着吧？"可能很多人会有这样的疑问。

但实际上，咖啡因从摄取到见效一般需要30分钟左右的时间，所以如果在午睡前饮用咖啡或者红茶，那么在醒来时正好可以利用咖啡因的功效立即醒脑。也就是说，**利用咖啡因从摄取到见效的时间差来完成小睡并使自己按时醒来**。

英国拉夫堡大学的研究人员做过一项实验，让受试者在睡眠不足的状态下喝一杯咖啡，然后闭目休息15分钟，结果发现这样做能够产生惊人的提神效果。除此之外，针对工作比较劳累的司机所进行的困意消除实验也证明，效果最好的就是咖啡因小睡。

在模拟驾驶的实验中，研究人员发现，轻度睡眠不足的受试者在喝下一杯咖啡后进行短暂小睡，可以拥有最好的提神效果。

另外，日本文部科学省发布的《关于确保日常生

第5章
大脑的"二次唤醒法"——短时间小睡

活中舒适睡眠的综合研究》中的《提升下午工作效率的正确的午睡方法》这一内容里记载了相关的实验结果,也证明最舒适的午睡方法是**喝完咖啡再去午睡,醒来后充分沐浴阳光。**

更重要的是,**将短暂的小睡纳入生活习惯后,不仅能够减轻白天的困意和疲劳感,维持并改善工作状态,而且能够提高人体傍晚的活动水平,甚至对夜晚的睡眠也有帮助。**

而在诸多含有咖啡因的饮料中,最有代表性的应该就是咖啡了。咖啡中含有一定量的咖啡因,这大家都知道,但如果以咖啡因小睡为目的的话,最好是喝一些比较正宗的现磨咖啡,因为它的咖啡因含量比罐装咖啡或者速溶咖啡要多。

不过,我想应该也有些人喝不惯咖啡。

对于喝不惯咖啡的人,我的建议是可以喝玉露

想睡就睡

茶①。也许你觉得出乎意料,但实际上**玉露茶中的咖啡因含量比咖啡还要多。**

咖啡因不仅能够帮助我们从小睡中清醒过来,而且能够提高自主神经的活动水平,使注意力高度集中,从而提高工作效率,对提高运动能力也有一定的作用。

小睡前约 30 分钟摄取咖啡因

开始小睡

30 分钟后咖啡因开始见效

帮助大脑恢复清醒

咖啡因小睡的流程

---

① 玉露茶:最好的煎茶,甜多苦少,其使用的茶叶是通过遮盖新芽、限制日照培育而成的。

第5章
大脑的"二次唤醒法"——短时间小睡

常见饮料（100ml）的咖啡因含量

种类	咖啡因含量（每100ml）
咖啡	60mg
红茶	30mg
绿茶（煎茶）	20mg
乌龙茶（焙茶）	20mg

掌握好摄取咖啡因和小睡相结合的时机，就能使自己神清气爽地醒来，同时获得良好的提神效果。

但有一点需要注意，不管咖啡因的提神效果有多好，它终究不能让我们自然醒来，所以最好还是要定上闹钟。

别担心无法小睡，我有妙招来救急

读到这里，相信大家都已经很清楚，与其强忍着

想睡就睡

困意去工作,不如坦诚地面对大脑和身体的需求,哪怕时间很短,也应该抓紧时间小睡一会儿,这样更有利于提升工作效率。

话虽这么说,但是如果实在没有时间小睡怎么办?没关系,接下来我将介绍几种不必睡觉也能发挥效果的"困意消除法"。天气暖和的时候,我们在工作中很容易感受到强烈的困意,这主要是因为大脑供氧不足。

因此,我建议大家尝试以下两种方法。

(1)到室外晒晒太阳

太阳光具有驱散困意的效果。抽出一点时间走到室外,一边呼吸新鲜空气,一边沐浴阳光,你就会发现困意没有那么强烈了。

如果无法出门,那就尽量走到窗边,感受太阳光

第5章
大脑的"二次唤醒法"——短时间小睡

的"洗礼"吧。

而夜晚想要提神的话,可以去便利店这样光线比较足的地方买点东西,也有利于缓解困意。

(2)调整座椅角度

通过调整座椅的高度和角度,大脑就会感知到与平时有些不同,于是就会刺激交感神经,困意自然也就被消除了。

虽然上面这两种方法也能消除白天的困意,但效果最好的还是小睡。因为**困意其实就是大脑发出的要求睡眠(休息)的信号。**

希望大家都能养成短暂小睡的习惯,以便用清醒的大脑来面对自己的工作。

除此之外,我们在面对单调无趣的事物时,大脑中的神经传递就会受到抑制,导致产生困意。开会时

想睡就睡

听些无聊的讲话容易犯困,就是这个原因。

所以,感受到困意的时候就要想办法"逃离"单调。工作方法常变常新,时刻保持张弛有度,就能减少困意入侵的机会。

后　记

首先，我要感谢各位读者耐心地读到最后。

本书中我一直在强调，没有良好的睡眠习惯，就无法做出优异的工作成果。如果想在职场上取得成功，睡眠不是充分条件，而是必要条件。

工作上进展不顺利的人，有很大可能是睡眠习惯出了问题。如果你想追求积极且富有创造性的人生，就很有必要重新审视自己的睡眠模式。如果本书能为你提供一些帮助，我将不胜荣幸。

说得再具体一些，睡眠其实是时间管理的一部分。

换句话说，能够坚持良好睡眠习惯的人，也是善于管理时间的人。反之，无法养成良好睡眠习惯的人，他很有可能在其他时候也会浪费时间。

想睡就睡

置身于现代社会,时间的流逝越来越快,眼下的时代被称为"dog year[①]"甚至"mouse year[②]"。正因如此,现在某些领域的工作开始要求24小时全天在线。从某种意义上来说,这与身处战场的拿破仑一世也相差无几了,所以在这种情况下,我希望大家能重新意识到随时随地补充睡眠的必要性。

此外,也希望大家都能明确地认识到,睡眠质量的高低是衡量自己工作情况的一个标准。

我偶尔会听到有人说"把时间用在睡觉上太浪费了"。但事实上,睡眠非常重要,我们的大脑需要在此时完成它该做的工作(睡眠)。我相信,通过工作模式与睡眠模式的顺利切换,每个人都能发挥出最佳

[①] dog year:信息技术领域中用来表达创新速度的概念。意思是,原本需要7年才能产生变化的事物现在只需要1年就会变化。

[②] mouse year:用来表达比 dog year 变化速度更快的概念。

后 记

的水平。

而且,最近远程工作的方式备受瞩目,睡眠方式也变得比以前更加多样化了。

如何养成适合自己的睡眠习惯,已经成为我们现代人的重要课题。

茂木健一郎

2013 年 4 月

术语表

序号	日语	中文释义	领域	备注
1	ソニーコンピュータサイエンス研究所シニアリサーチャー	索尼计算机科学研究所资深研究员	计算机	
2	ビジネスパーソン	①实业家，商人；②公司职员	职业	
3	ユニヴァーシティ・カレッジ・ロンドン	伦敦大学学院	学术	
4	コンディション	状态，也指身体状况	生理学	
5	自律神経	自主神经，植物性神经	生理学	与机体的意志无关，具有自动调节内脏、血管、腺体等功能的神经系统
6	不眠症	失眠，即持续无法充分入睡的症状	生理学	

术语表

续表

序号	日语	中文释义	领域	备注
7	生活習慣病	成人病，中老年病，是对多发生在中老年人身上的慢性疾病的总称	生理学	
8	満腹中枢	饱食中枢，位于下丘脑腹内侧核	生理学	
9	プライオリティ	优先顺序，优先权	心理学	
10	サーカディアンリズム（概日リズム）	昼夜节律	生理学	在排除光、温度等外界条件周期变化的状态下，生物所表现出的约以一天为周期的生理活动或行动变化
11	プラスアルファ	附加，另加一些。在某一数量的基础上再加若干	统计学	

续表

序号	日语	中文释义	领域	备注
12	間脳	间脑	生理学	
13	松果体	松果体	生理学	
14	同調	同调，是指将内源性节律的周期校正到外界的周期	生理学	
15	網膜	视网膜	生理学	
16	視交叉上核	视交叉上核	生理学	
17	レム睡眠	快速眼动睡眠	生理学	
18	ノンレム睡眠	非快速眼动睡眠	生理学	
19	クリエイティビティ	创造性	心理学	
20	クリエイター	创作家，创造者	职业	
21	シルク・ドゥ・ソレイユ	太阳马戏团	娱乐	

术语表

续表

序号	日语	中文释义	领域	备注
22	寝だめ	攒觉,储存睡眠。事先多睡觉,为不能充分睡足觉的日子做准备	心理学	
23	ハーバード大学	哈佛大学	学术	
24	ショートスリーパー	短睡者	生理学	
25	ロングスリーパー	长睡者	生理学	
26	スリープ・コンフォート	优质睡眠	生理学	
27	パワーナップ	小憩,或恢复精力的小睡	生理学	
28	ブランクスレート	白板状态,全新状态	心理学	
29	アラーム	警报器,报警装置	生理学	

续表

序号	日语	中文释义	领域	备注
30	5月病	5月病	心理学	是对4月入学的新生或进入公司的新职员等，过了1个月后在5月出现的不适应新环境的病症的总称
31	ネイチャー誌	《自然》杂志	学术	
32	ベースキャンプ	登山、探险人员作为基地的固定帐篷；根据地	社会学	
33	ミドルエージ	中年人	社会学	
34	ストレスホルモン	压力激素	生理学	
35	海馬	海马体，位于大脑颞叶部，具有调节欲望、本能和自主神经的作用	生理学	

术语表

续表

序号	日语	中文释义	领域	备注
36	フィードバック	反馈	生理学	
37	ジャッジ	审判，判定	社会学	
38	首位打者	第一击球手，即在棒球比赛中，击球率最高的选手	运动	
39	打率	击球率，也叫安打率	运动	在棒球运动中，用于表示击球员的击球成绩的比值，即用安打数除以自由击球数
40	ファクター	要素，因素	生理学	
41	トップギア	高速齿轮，末挡齿轮。它是发动机变速装置中转速最快的齿轮	机械	

续表

序号	日语	中文释义	领域	备注
42	ギャバ	γ-氨基丁酸	生物学	具有抑制性作用的神经递质之一，属于氨基酸的一种，在体内由谷氨酸合成
43	脳幹網様体	脑干网状结构	生物学	
44	ドーパミン	多巴胺	生物学	
45	ノルアドレナリン	去甲肾上腺素	生物学	
46	クールダウン	冷却	生理学	
47	半身浴	半身浴	社会学	将肚脐以下的部位在39℃的温水中浸泡30分钟以上
48	メラトニン	褪黑素，具有抑制性成熟，调节睡眠的作用	生理学	
49	アロマ	香气	社会学	

术语表

续表

序号	日语	中文释义	领域	备注
50	プロトコル	①（条约等的）草案；②（计算机的）通信规程	社会学	
51	副交感神経	副交感神经	生理学	
52	シナプス	突触	生理学	
53	キャッチコピー	吸引人的广告语	社会学	
54	セロトニン	血清素	生理学	
55	必須アミノ酸	必需氨基酸	生物学	指人体（或其他脊椎动物）不能合成或合成速度远不能满足机体需要，必须由食物蛋白质供给的氨基酸
56	トリプトファン	色氨酸	生物学	

想睡就睡

续表

序号	日语	中文释义	领域	备注
57	照度	光照强度，简称照度	物理学	单位面积所接收的光通量，单位为勒克斯，符号为 lx
58	ルクス	勒克斯	物理学	光照强度的单位。在1平方米的面积上1流明的光通量均匀分布时表面的照度为1勒克斯，符号为 lx
59	オプショナル	任意的，可自由选择的	生物学	
60	NASA	美国航空航天局	科技	
61	宇宙ステーション	空间站	科技	
62	ホメオスタシス恒常性	体内平衡	生理学	
63	デフォルト・ネットワーク	默认模式网络	生理学	

术语表

续表

序号	日语	中文释义	领域	备注
64	アイドリング	怠速运转,即对机器、汽车等的发动机不加负载,使其低速空转	物理学	
65	アドバンテージ	①平局后领先;②有利条款,有利原则	运动	
66	打席	击球区。棒球比赛中,击球员上场击球的长方形区域	运动	
67	副腎皮質ホルモン	肾上腺皮质激素	生理学	
68	シュールレアリスム	超现实主义	艺术	
69	ルネッサンス	文艺复兴	艺术	
70	コーネル大学	康奈尔大学	教育	
71	スタミナ	体力或精力	生理学	
72	シエスタ	午睡	生理学	

续表

序号	日语	中文释义	领域	备注
73	スリープ・イナーシア	睡眠惯性	生理学	
74	前頭前皮質	前额皮层	生理学	
75	カリフォニア大学バークリー校	加利福尼亚大学伯克利分校	教育	
76	カリフォニア大学サンディエゴ校	加利福尼亚大学圣地亚哥分校	教育	
77	ラフバラ大学	拉夫堡大学	教育	
78	シミュレータ	模拟器	科技	
79	レギュラーコーヒー	正宗咖啡，即咖啡豆经过焙煎、粗研磨而成的咖啡，针对速溶咖啡而言	社会学	
80	ドリップコーヒー	滴滤咖啡	社会学	

术语表

续表

序号	日语	中文释义	领域	备注
81	交感神経	交感神经	生理学	
82	シグナル	信号	社会学	
83	十分条件	充分条件	数学	当"如果p，则q"这一命题为真时，则p为q的充分条件
84	必要条件	必要条件	数学	当"如果p，则q"这一命题为真时，则q为p的必要条件

人名表

序号	日语	中文译名	领域	备注
1	ナポレオン	拿破仑一世	政治	
2	ダニエル・カーネマン	丹尼尔·卡尼曼	心理学	
3	チャールズ・チェイスラー	查尔斯·采斯勒	睡眠医学	
4	ハンス・セリエ	汉斯·薛利	生理心理学	
5	イチロー選手	铃木一郎	运动	日本职业棒球运动员，效力于美国职棒大联盟西雅图水手队
6	パブロ・ピカソ	巴勃罗·毕加索	艺术	

人名表

续表

序号	日语	中文译名	领域	备注
7	ローレン・レベトン	劳伦・布莱克威尔・兰登	心理学	美国航空航天局心理学家
8	スミス・ジョンストン	史密斯・约翰逊	医学	美国宇航局的飞行外科医生
9	ブーリエンヌ	路易・德・波里涅	政治	拿破仑一世的私人秘书
10	トーマス・エジソン	托马斯・爱迪生	科学	
11	サルバドール・ダリ	萨尔瓦多・达利	艺术	
12	レオナルド・ダ・ヴィンチ	列奥纳多・达・芬奇	艺术	
13	ウィンストン・チャーチル	温斯顿・丘吉尔	政治	

续表

序号	日语	中文译名	领域	备注
14	湯川秀樹	汤川秀树	物理学	
15	福沢諭吉	福泽谕吉	教育	
16	ランドルフ・バビット	兰道夫・巴比特	社会	
17	ハンク・クラコウスキ	汉克・克拉科夫斯基	社会	
18	バラク・オバマ	贝拉克・奥巴马	政治	
19	ジェームズ・マース	詹姆斯・马斯	心理学	
20	マシュー・ウォーカー	马修、沃克	睡眠医学	
21	サラ・メドニック	萨拉・梅德尼克	睡眠医学	